the FACTS
炎症性腸疾患
Inflammatory Bowel Disease

――患者，介護者，医療従事者のための専門的アドバイス――

著 Louise Langmead and Peter Irving
監修 古川　滋
訳 田島彰子

株式会社 新興医学出版社

Inflammatory Bowel Disease : The Facts

Louise Langmead
Peter Irving

Copyright ©Oxford University Press, 2008

"Inflammatory Bowel Disease : The Facts" was originally published in English in 2008. This translation is published by arrangement with Oxford University Press.
First published 2008.

Japanese translation copyright 2010 by Shinko Igaku Shuppansha. All right reserved.

【監修者序文】

　潰瘍性大腸炎の患者となり20年が過ぎた。

　当時は潰瘍性大腸炎という病気が知られ始めた時代であり，治療はサラゾピリンとステロイドが中心であった。免疫抑制剤は保険認可されておらず（しかし主治医は処方してくれていた），白血球除去療法の臨床試験が始まりこれへの登録も勧められた。

　インターネットの発達はなく，自己の病気に対する情報は論文を含めての"本"であった。

　入退院を繰り返し，周囲の協力に甘えて何とか学部を卒業し国家試験に合格することができた。母校を離れ，炎症性腸疾患の臨床研究を自らへのテーマとして北海道大学第三内科に入局。以降は大学病院での研究も行いつつ北海道内の病院を転々とし，今年40を迎えた。人生の半分以上を潰瘍性大腸炎とともに暮らしていることになる。

　この間に，本邦オリジナルとしての白血球除去療法が開発され，これは今，潰瘍性大腸炎のみならずクローン病にも使用されている。クローン病の特効薬としてレミケードが登場し，これは今，潰瘍性大腸炎の患者にも使用されている。潰瘍性大腸炎およびクローン病のガイドラインが作成され，少し大きな書店の医学書コーナーやインターネットでも見ることができる。全国各地では炎症性腸疾患に関する研究会が積極的に催され，いずれの会も大盛況である。

　しかしながら。

　この本に興味をもたれた方は重々御承知のことかと存ずるが，クローン病や潰瘍性大腸炎という"炎症性腸疾患"はいまだに原因もはっきりしておらず，完治の難しい病気である。程度の差はあるが日常生活にも制約を受け，寛解に入っても再燃・憎悪の不安を抱え暮らさなければならない。医師と患者のみで成り立つ治療ではなく，家族や友人，職場や学校など周囲や行政の協力が必要不可欠である。本書では英国における医療情勢を反映しており，本邦における医療体制とは異なる面がいくつもみられる。チームによる医療，家庭医や専門ナースなどは非常に興味深く，患者の面からみると心強い制度ではなかろうか？　ロンドン大学には邦人用のホーム

ページもあり，この体制を垣間見ることができる。個人的には民間療法や数年前に話題になった寄生虫療法（！）のことまで取り上げられていて，楽しむことができた。

　今回小生が監修を引き受けるにあたり，一人のクローン病患者の存在を記したい。
　彼女は中学生の頃からたびたびの腹痛，嘔吐があり，いくつかの病院を受診したが確定診断に至らず"胃腸炎"と対応されていた。クローン病の診断がついた時には発症から優に10年を超えており，既に精神的にも追いつめられていた。担当医となって数年経過したある日，全身の関節痛が出現。痛みで横にもなれないほどで，いくつかの病院を受診したが確定には至らなかった。御本人と相談して，本書訳者の田島彰子氏の主治医である，長野県篠ノ井病院の浦野房三先生を受診。線維筋痛症と脊椎関節炎の合併であろうとの診断に至った。目から鱗の思いで篠ノ井病院へ押しかけ，貴重なお時間を頂き，画像読影から診察の仕方まで，懇切丁寧にご教授をいただいた。この時のやり取りが御縁となり，今回の翻訳にあたり監修という重責務をいただいている。40歳という年齢は医師にとってまだまだ若輩であることは重々承知しているが，"だからこそ，若いからこそ"とのことでお引き受けした次第である。
　この1冊の小さな本が，少しでも多くの人の目にとまり，役立てていただければこれに勝る幸せはない。

2011年3月
古川　滋

The FACTS 炎症性腸疾患
Written by Louise Langmead and Peter Irving

前書き

「炎症性腸疾患（IBD）の患者と家族に情報を提供するための本を書いて欲しい」と依頼されたことは，非常に光栄であった。私達は読みやすく，実用的で，他の情報源から入手できる情報を補完するような本を制作しようと挑戦してきた。

あらゆる分野でできる限り事実（この本のタイトルのように）に即したものにしようと試みてきたが，推測や見解に頼らざるを得ない分野もあった。人によって，あるいは医師によって，見解は異なることを念頭に置いてほしい。またできるだけバランスを取るよう最善を尽くしてきたが，本書の考えは相容れない部分もあるという人もきっといるに違いない。IBDに関する事実は，調査研究を通して広く承認されているものである。調査には費用がかかり，その一部は患者の支援団体からの援助によって支えられている。国立炎症性腸疾患協会（NACC），米国炎症性腸疾患協会（CCFA），豪州炎症性腸疾患協会（ACCA）等の組織のメンバーの尽力と献身は，計り知れないほど貴重なものである。したがって，IBDの患者，家族，医療専門家がこれらの団体を支援することは必要不可欠である。あなたがこの本を購入することで得られた印税が，NACCを支援するのに役立てられている。

PMI & LL, London, 2008

謝辞

本書のために尽力してくださった以下の方々に感謝を捧げたい。まず初めに，本書の中で個人的経験を引用させていただいたIBD患者の皆さん。同様にIBDナースについて執筆してくださったDella HughesさんとSue Cattonさん。最後にこの原稿に対して有用なコメントを下さったNACCのDeirdre Chooさんに感謝する。

目　次

第1章　炎症性腸疾患とは何か ……………………………… 1
第2章　どんな人がどうして炎症性腸疾患になるのか ……… 13
第3章　炎症性腸疾患の消化管症状 ………………………… 24
第4章　炎症性腸疾患の全身症状 …………………………… 33
第5章　炎症性腸疾患の患者にはどんな検査が行われるか … 38
第6章　IBD医療チーム ……………………………………… 50
第7章　IBDナース …………………………………………… 59
第8章　炎症性腸疾患の治療法 ……………………………… 64
第9章　炎症性腸疾患の外科手術 …………………………… 80
第10章　炎症性腸疾患の補完代替薬 ………………………… 93
第11章　今後の展望と実証されていない治療法 …………… 101
第12章　食事と栄養 …………………………………………… 109
第13章　腸管外合併症 ………………………………………… 119
第14章　自分のために何ができるか ………………………… 128
第15章　少年期と思春期の炎症性腸疾患 …………………… 136
第16章　炎症性腸疾患における受精（胎）能と妊娠 ……… 148
付録1　世界のIBD組織と患者会 …………………………… 157
付録2　用語解説 ……………………………………………… 163
索引　………………………………………………………… 171

第1章　炎症性腸疾患とは何か

> **キーポイント**
> - 炎症性腸疾患（IBD）は，最も一般的には潰瘍性大腸炎とクローン病の症候群である。
> - それ以外には，IBD（分類不能），顕微鏡的大腸炎，回腸嚢炎が含まれる。
> - IBDの症状と類似しているが，IBDとは異なる多くの疾患があり，感染，薬物によって誘発される大腸炎，セリアック病，過敏性腸症候群（IBS）が含まれる。

〈はじめに〉

　炎症性腸疾患（IBD）は，まさに読んで字のごとく，炎症を引き起こす腸の病気である。すなわちIBDとは，長年症状が現れたり，消えたりしながら続く慢性持続症状であり，その原因についてはいまだ充分には解明されていない。

　IBDという見出しの下には，2つのおもな疾患が含まれる。それは潰瘍性大腸炎（UC）とクローン病である。それ以外にもIBDと分類されることがある多くのまれな病気がある（図1.1参照）。

　2つの疾患の間には，かかりかた，腸管での形の現れ方，他の病気との関連においてかなりの共通点がみられる。たとえば遺伝子のように，違う種類のIBDの進行に関与していると思われる要因にも共通点がみられる（2章参照）。

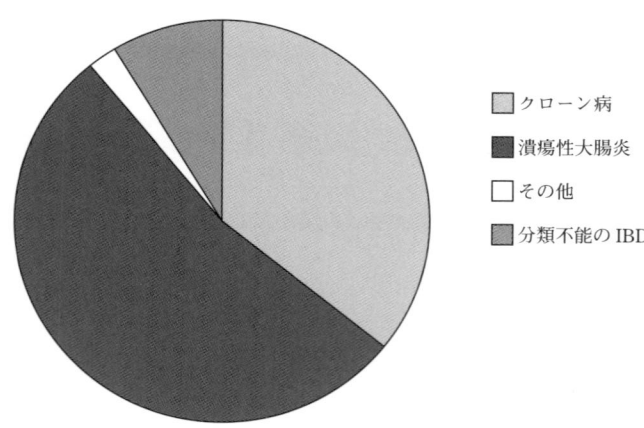

図 1.1 炎症性腸疾患を構成する疾患

〈正常な腸〉

　腸の調子が悪い時にどんなことが起きているかを理解するには，健康な腸について少し知っておく必要がある．腸の同じ部位にさまざまな言葉が使用されているので，腸に関する専門用語が紛らわしくなっている．IBD がどのように腸を侵すのかを理解するには，腸の解剖学（何がどこを通り，どのように集結するのか）と機能（それぞれの部位が果たす役割）に精通していることが大切である．それによって，病気の部位が異なると，発生してくる問題や症状がどう違ってくるかがよく理解できるようになる．

〈解剖学〉

　消化管は口から始まる長い管である．口の次には食道がきて，それから胃，小腸，大腸，最後が肛門である．小腸は十二指腸，空腸，回腸からできている．大腸は結腸と直腸からなり，肛門につながっている．腸は途中で肝臓や膵臓のようなさまざまな器官と結びつき，それぞれの器官は腸が正常に機能するために重要である．

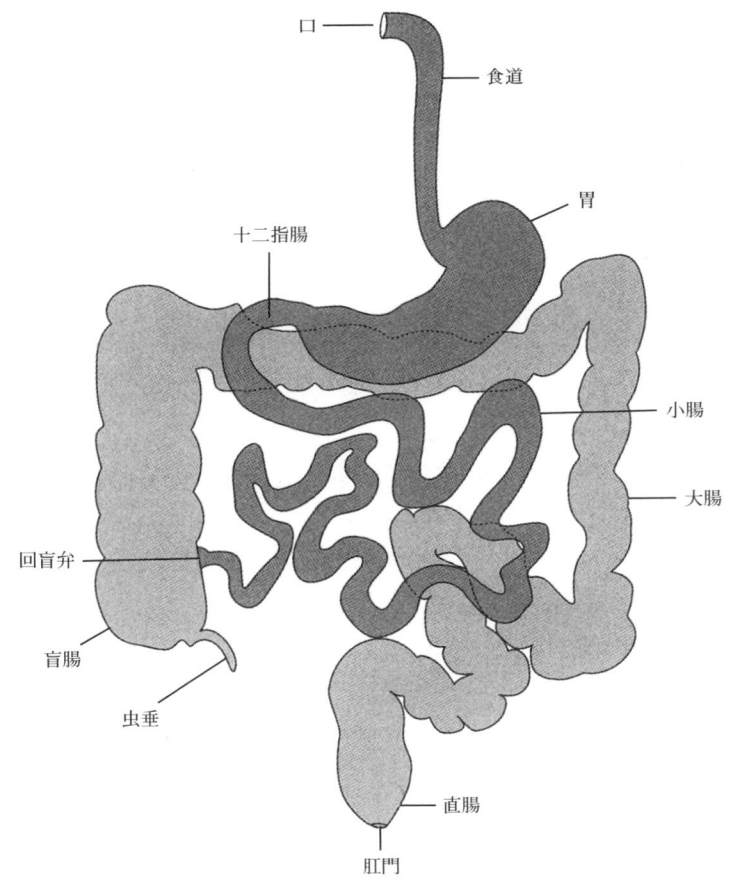

図1.2　(a) 消化管

〈機能〉

　腸のおもな機能は，食物を体内に取り込み，食物を有用な燃料に変えて各器官に運び，不要物を処理することである。言い換えれば，腸の機能は発電所のようなものである。原料は上部にシャベルですくい上げられ，有用なエネルギー源に精錬される。エネルギーは必要な部位にパイプで供給され，残りは廃棄される。しかし腸はこのような作業を単独で行うことは

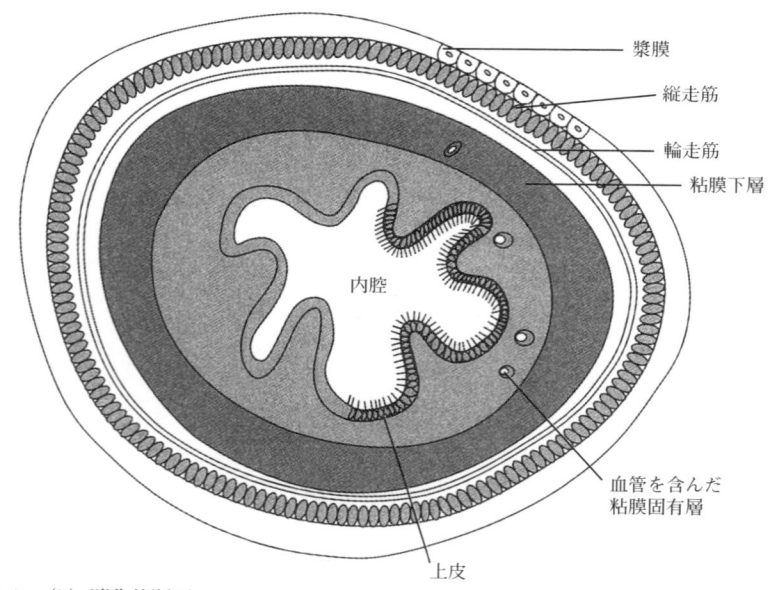

図1.2 （b）消化管断面

できない．食物を燃料に変える（消化）という作業においては，他の器官の助けが必要になる．それらは以下のものである．
- 唾液腺
- 膵臓
- 肝臓
- 胆嚢

食物が処理され，分解されると，消化によって産生されたもの（糖質，アミノ酸，脂質）は腸の内壁を通って腸の周りの血管に吸収され，血液を通して他の器官に運ばれる．この過程で最終的に小腸に残ったものは，回盲弁を通って結腸に運ばれる．腸の内容物はこの時点では液体であるが結腸を通過すると，ほとんどの水分は腸壁から血管に再吸収される．したがって直腸に到達するまでに，便は液体から固体に変化する．

##〈機能不全〉

 腸のどこかが病気になった時，病気の原因となるさまざまな病態によってこの複雑な過程に変調が起きる。たとえば胃潰瘍で痛みが発生するように，罹患した器官に症状が現れる場合もあり，消化の機能不全で体重が減少するように，エネルギーをうまく生産できなくなる場合もある。IBDの症状については3章で詳しく述べる。

〈潰瘍性大腸炎：UC〉

 UCとは，直腸と大腸の内壁の一部または全部に炎症が起きたり，潰瘍ができたりする疾患のことである。腸の炎症と潰瘍は，たとえば赤痢，放射線療法の副作用などのさまざまな理由から発症する可能性があるが，そ

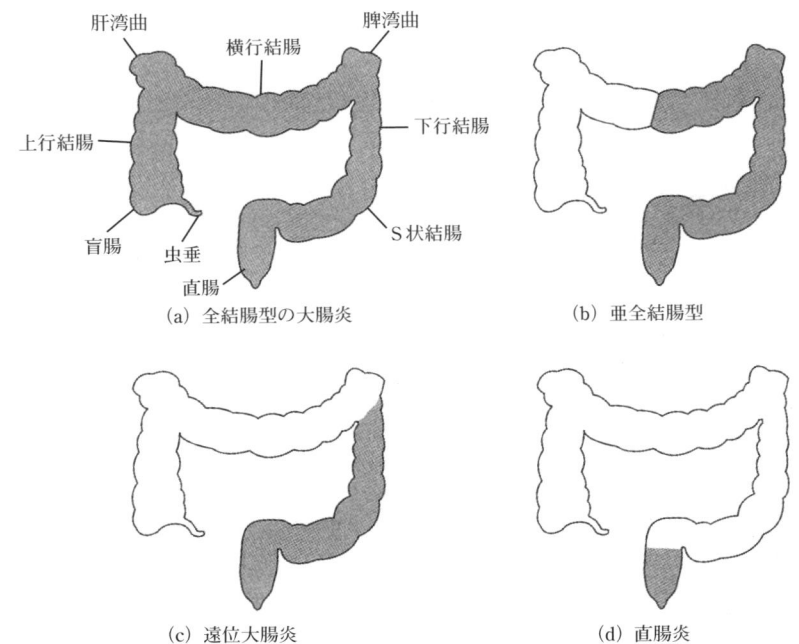

図1.3　大腸炎の範囲

もそも UC の原因はまだわかっていない（2章参照）。

（時間経過で潰瘍性大腸炎には何が起きるか）

この病気はいつ誰に発症してもおかしくはない。それは慢性的に長く持続する症状である。炎症は治療をしてもしなくても，強まったり弱まったりすることがあり，典型的な再燃や再発は穏やかな時期または緩解の合間に現れる。

（潰瘍性大腸炎は腸をどのくらい侵すのか）

腸で起きる UC のパターンは，非常に典型的である。それは（ほぼ）常に直腸ではじまり，大腸を上行していくがその程度は人によって異なる。はじめのひろがりが最終的なひろがりという患者がほとんどである。言い換えれば，左側大腸炎と診断された場合は，それが時間経過で，あるいは継続する再燃によって広がるということは滅多にない。しかし中には時間経過に従って病気が拡大する人もいる。これがどのくらいの頻度で発症するのかは今のところわかっていない。直腸炎患者の内 10 人に 1 人が診断から 10 年以内にほぼ全体の大腸炎に進行すると考えられている。

> **潰瘍性大腸炎の罹患範囲＊**
> - 直腸炎＝直腸だけに炎症が起きる。
> - 遠位大腸炎＝左側結腸炎：直腸，S 状結腸と下行結腸に炎症が起きる。
> - 亜全大腸炎＝直腸，S 状結腸，下行結腸，横行結腸に炎症が起きる。
> - 全大腸炎＝全結腸型の大腸炎，すなわち大腸と直腸の全体に炎症が起きる。

〈クローン病〉

クローン病は発症部位や現れ方が非常に多様なので，UC ほど簡単に分類することはできない。米国の消化器病学者 Burrill Crohn によって 1932

＊本邦での分類とは若干の違いがみられる。

年に初めて記述され，病名は彼の名前にちなんで付けられた。現在この病気は消化管の炎症の非常に広範囲で多様な症状とパターンを網羅するものと考えられている。クローン病の典型的な特徴は，単独または複合的に現れる。

　クローン病は口の潰瘍から肛門周辺の膿瘍まで，消化管のあらゆる部位に問題を起こす可能性がある。正常な腸に潰瘍の部位が散在して斑ができるパターンが典型例である。しかしクローン病患者の約半数は，小腸末端かその周辺，あるいは大腸全体に限定してかかる。クローン病が大腸だけに発症しているようなケースでは（大腸型クローン病），潰瘍性大腸炎と

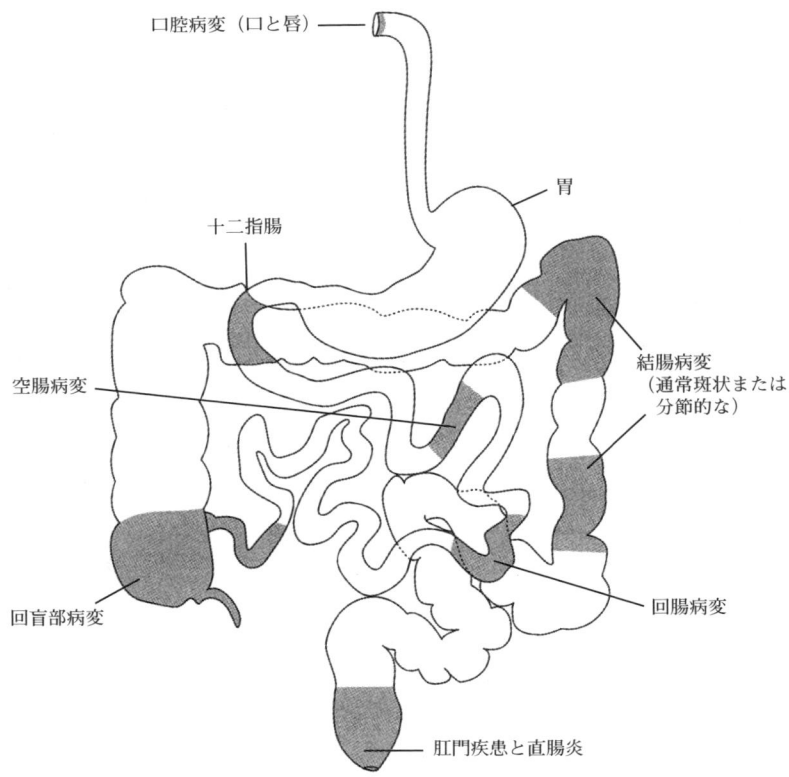

図1.4　クローン病に侵される一般的な部位。1カ所または複数の部位が侵される。

の鑑別が難しいことがある。

　クローン病は腸の内壁の粘膜だけに罹患する（UCのように）か，炎症が腸壁深くに進行し，穿孔や瘻孔（フィステル，フィスツーラ）を形成する．この結果，腸の内容物が外側に漏れだし，感染の集積（膿瘍）を作り上げることがある．

　瘻孔とは，たとえば腸管と皮膚の間などの普通はつながっていない2つの面を連結させてしまう異常な導管である．生涯の内クローン病患者の約3分の1に瘻孔が発症する．最も瘻孔に進行しやすい部位は，肛門の周辺である．

　クローン病のもう1つの合併症は，腸の管腔が狭まり，遮断された時に発生する．このような狭まりは，狭窄と呼ばれ，炎症が治癒した後で，腸壁の修復や瘢痕の結果として発生する（3章図3.1 参照）．

　消化管の粘膜に潰瘍や出血が起きるクローンの炎症性タイプになりやすい人もいれば，膿瘍や穿孔，瘻孔形成を引き起こす貫通性のタイプになりやすい人もいる．それ以外の人は，狭窄性の疾患に進行しやすいようである．クローン病の異なるタイプが複数同時に発症する人もいれば，時間経過の中であるタイプから別のタイプに移行する人もいる．

〈不確実性大腸炎：indeterminate colitis / 分類不能炎症性腸疾患：inflammatory bowel disease unclassified〉

　IBDの炎症が大腸に限定されている場合は，UCまたはクローン病である可能性が高い．これらの疾患はこの章と次の章で述べるように多くの方法によって鑑別できるが，特に最近診断されたばかりのものや初期段階の場合は，どちらであるかの確定診断が難しい時がある．いろいろな検査や生検法を繰り返し行ったにもかかわらず，主治医はUCか大腸型クローン病かを断定できないと言うかもしれない．これは不確実性大腸炎と呼ばれることもあるが，IBD（分類不能）として知られている．1〜2年の間には診断が確定する可能性が高い．たとえば，腸の別の部位や肛門周辺部が侵されて，疾患のパターンがよりクローン病に近い変化を示すことがある．

あるいは，UCによくみられる合併症が現れることもある（たとえば原発性硬化性胆管炎など，12章参照）。

　正確な診断が下されないままだとストレスに感じることもあるだろうが，病気がコントロールされている限り，分類不能であることが病気の障害にはならない。

　しかし薬で病気がコントロールできず，外科手術が必要になる場合には問題が浮上してくる。長期的にみてどんな手術をするかは，基礎診断がUCかクローン病のどちらかによって違ってくるためである。診断がはっきりしないのに手術が必要な場合，担当外科医や消化器内科医は，結腸亜全摘を勧めるだろう（9章参照）。あなたは将来的に囊（ポーチ）または回腸結腸吻合術のどちらかを選択しなければならない。手術後，結腸は病理医によって慎重に検査される。このような大きな検体によって，確定診断が可能になるケースが多いが，結腸全体を顕微鏡で検査した後でさえ，どんな方法を用いてもまだ診断できないこともある。このような場合病気は分類不能大腸炎と分類される。経験的に言えば，このような症状の患者はUCの患者より回腸囊炎の発生率が高く，再建手術後に問題が起きる傾向が高い。これは囊に"再燃"するクローン病である比率が実際の所高いためである（9章参照）。

表1.1　クローン病のタイプと頻度

部位	患者（%）
回結腸	45
結腸のみ	25
回腸終末部のみ	20
小腸全体	5
肛門周囲のみ	3
その他（口腔，胃十二指腸のみ）	2

〈その他〉

(顕微鏡的大腸炎：コラーゲン性大腸炎，リンパ球性大腸炎)

　顕微鏡的大腸炎とは血性ではない水様性下痢が起きる病気である。顕微鏡的大腸炎にはおもにコラーゲン性大腸炎とリンパ球性大腸炎という2種類がある。原因は不明だが，ある種の薬剤（たとえばジクロフェナク）が関係しているといわれている。大腸内視鏡検査では腸の内壁は正常に見えるが，顕微鏡を使って生検検体を調べてみると典型的な炎症のパターンが見られる。コラーゲン性大腸炎では，腸壁内のコラーゲン層が厚くなり，リンパ球性大腸炎では，腸壁内でリンパ球の数が増加しているのが見つかる。

　UCやクローン病とは違って，顕微鏡的大腸炎は中年以降に発症する傾向が高く，女性に多くみられる。治療は必要だが，自然治癒することもある。IBDよりまれな疾患である。

(空置性大腸炎)

　空置性大腸炎は現在便が通過していない，つまり便が迂回されている腸の部位に起きる炎症である。たとえば大腸が回腸造瘻術形成によって切除されている場合，直腸の上端は単に閉鎖されているだけで，そのままの位置に残されているケースが多い（9章参照）。

　したがって便は直腸を通過していない。直腸の内壁に軽い炎症が起きることが多いが，炎症が重症で肛門から血液や粘液がみられることもある。この種の大腸炎は腸をつなぎなおし，便の流れが元に戻れば消失する。

　空置性大腸炎は何らかの症状で手術を受けた人ならどんな人にも発症する可能性がある（すなわちIBD患者特有のものではなく，癌やその他の理由で大腸の手術を受けた人なら誰でもなりうる）。このことは便に含まれている何かが腸の健康保持には不可欠であり，空置性大腸炎はIBDの領域（スペクトル）の一部ではないということを示している。

(回腸嚢炎)

　回腸嚢炎は回腸嚢の手術後に回腸に発症する炎症である（9章参照）。この疾患は普通IBDで結腸切除術を受けた人に発症するが，ポリープや

その他の理由で手術を受けた人には発症しない。このことは回腸嚢炎がIBDのスペクトルの一部であることを示している。

〈炎症性腸疾患以外の腸疾患〉

(感染)
　細菌，ウイルス，寄生虫による感染で，IBDと非常に似た消化管の炎症が起きることがある。寄生虫が免疫組織や治療で根絶されれば，腸が正常に戻るため感染だと判別できる。再び感染しない限り再発することはない。たとえばキャンピロバクターは健康な人に大腸炎を起こす細菌である。きちんと治療すれば，腸に持続的なダメージを残すことなく完治する。もちろんIBD患者にも感染することがあり，実際UC再発の5人に1人までは感染が引き金で発症する。

(薬剤で誘発される消化管の炎症)
　IBDと似た炎症を腸に発生させる薬剤がある。たとえば非ステロイド性抗炎症薬（イブプロフェン，ナプロキセンなど）やある種のカリウム補助錠剤は，消化管に潰瘍や出血を起こすことがある。薬剤を止めれば炎症は改善するので，薬剤誘発の炎症とIBDを鑑別することができる。非ステロイド性抗炎症薬が，クローン病に似た腸の狭窄を起こすことがある。もちろん抗生物質のような多くの薬剤で，膨満感や下痢などの症状が現れる腸の機能障害が起きることがあるが，それらの薬剤が実際の炎症の原因になることは滅多にない。

(セリアック病)
　この疾患は小麦に含まれるグルテンというタンパク質に対する特種な免疫反応によって発生する。この疾患の患者が小麦を摂取すると，それに対して免疫組織が反応し，小腸に炎症が起き，栄養の吸収不良を招く。食事療法でグルテンを避ければ，炎症は自然に治癒する。

〈過敏性腸症候群（IBS）と機能性腸疾患〉

　下痢，膨満感，便秘，腹痛などの腸関連症状がこれらの疾患の特徴である。疲労感といった症状も，過敏性腸症候群（IBS）や機能性腸疾患の患者によくみられる。しかしIBDとは違って，IBSで腸に明らかな炎症や病理学的異常が現れることはない。IBSは非常にありふれた疾患で，生涯の内5人に1人までが罹る病気である。症状は軽症で，自然治癒するが，重症な症状が現れる患者もいる。

　IBSと機能性腸疾患で潰瘍ができたり，出血したり，腸壁から栄養分を吸収できなくなることはないので，体重減少や貧血が現れることはない。

　UCやクローン病患者が一時的にIBSになることもあるだろう（4章参照）。実際症状が交錯して，2つの疾患（IBDとIBS）の鑑別が難しいケースもある。

〈まとめ〉

　IBDは腸に炎症が起きる原因不明の疾患スペクトルである。IBDの最も一般的な型はクローン病とUC（潰瘍性大腸炎）である。

第2章 どんな人がどうして炎症性腸疾患になるのか

> **キーポイント**
> - 「遺伝子」「環境」「炎症反応」が炎症性腸疾患（IBD）の進行に関わる3つのおもな要素である。
> - IBD は約250人に1人が発症する比較的ありふれた疾患である。
> - IBD の発生率は増加している。

〈人はなぜ炎症性腸疾患になるのか〉

最近炎症性腸疾患（IBD）と診断された人から最も受ける質問の1つは，「どうして自分がIBDになったのか」というものである。しかしIBDの原因は1つではない。IBDが進行するには3つの重要な要素が必要となる。まず初めに，IBDになる人には特定の遺伝子が遺伝していなければならないが，IBDが発症するには，これらの遺伝子を持っているだけでは不十分である。病気の進行には，環境的要因と呼ばれる1つの誘因か，おそらくは複数の誘因と遭遇する必要がある。正確な誘因についてはわずかなことしか解明されていないし，人によって異なる可能性もある。最終的に腸内の細菌が腸壁に炎症を起こす役割を果たし，IBDが発症することもわかっている。

〈IBD の頻度〉

潰瘍性大腸炎（UC）と特にクローン病の診断は，過去50年にわたっていちじるしく増加している。現在英国では，1,000人に約1〜2人がクロ

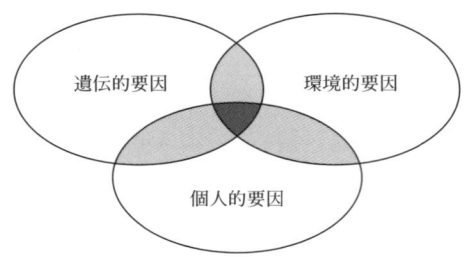

図 2.1 人はなぜ IBD になるのか

ーン病を発症し，1,000 人に約 2 〜 3 人が UC に罹患している．毎年約 10,000 人に 1 人が新しく UC と診断され，同数がクローン病と診断されている．この数字は少数に思われるかもしれないが，英国における IBD 患者の総計は，約 200,000 人であり，毎年約 12,000 人ずつ新患が増えている．

〈年齢と性の分布〉

IBD はどの年齢の人にも発症しうるが，15 〜 40 歳の青年期に診断されるものが最も一般的である．人生後期の 60 〜 80 歳ぐらいに第 2 のピークがみられる傾向もある．全体的にはどちらの疾患も普通女性より男性に多くみられる．

〈炎症性腸疾患はどの国でもみられるのか〉

世界における IBD の発症は極めて多様である．UC とクローン病の両方が発展途上国より先進国で多くみられるが，事態は変化しているようだ．UC とクローン病の両方が，理由ははっきりしないが，発展途上国でもかなり一般的なものになりつつある．

遺伝子が関わっていることは明らかなのだが，おそらくそれ以外にも原因がある．たとえば IBD が滅多にみられない国からよくみられる地域に引っ越してきた移民は，IBD になる可能性が高くなる．これは新しい国での環境的要因が IBD の進行に関係していることを示唆している．

> ### 環境的要因とは何か
> 　環境的要因とは遺伝的要因以外のすべての要因を表す。たとえば，喫煙，ダイエット，感染にさらされること，運動習慣，自分が住んでいる地域の気候と同じくらい身近な何かである。

〈炎症性腸疾患の原因は何か〉

　数年に及ぶ集中的な調査にもかかわらず，IBDの原因は充分には解明されていない。

　もちろん特にインターネットの登場で，IBDの原因を発見したという人を見つけることはできる。お金を払えばIBDを治すと申し出る人さえいるだろう。しかし現実には事態はそんなに甘くはない。それでもここ数年IBDの原因究明に向けて大きな進展がみられ，IBDの原因についての知識は年々広がっている。

〈遺伝的要因（遺伝子）〉

　人間は約30,000の遺伝子を持っている。これらの遺伝子は他の要因と組み合わさって，容姿やどんな病気に罹るかなどを決定する役割を持つ。我々は皆両親から1つずつ，すべての遺伝子に対して2つの複製を持っている。

　IBD患者の親族にも同じような症状が現れやすいという研究結果が示され，IBDにおける遺伝子の重要性が初めて明らかになった。ここ数年の広範な調査が，IBDの遺伝子解明に役立っている。これは調査研究において潜在する非常にエキサイティングな分野であり，いかにあるいはなぜIBDが発症するのかと，その治療法のいずれの理解においても前進がみられることが期待されている。しかし事はそう単純ではない。。クローン病もUCも特定の遺伝子によって発症する囊胞性線維症のような'単純性遺伝疾患'ではない。クローン病とUCのいずれもが定期的によく見つかるさまざまな遺伝子と関連がある。*IBD1*は最初に発見された，クローン病と

関連がありそうな遺伝子であった。

　しかしIBDの進行において，これらの遺伝子が果たす役割は比較的小さい。たとえばハイリスク型の*IBD1*遺伝子の複製を2つ持っている人（それぞれの親から一つずつ）は，リスクが低い複製を2つ持っている人と比較すると，クローン病に20〜40倍かかりやすくなる。しかし彼らがクローン病へ進行する可能性はなお約30人に1人だけである。別の表現を使えば，ハイリスク型の複製を2つ持つ人の95％以上が，クローン病になることはない。このようにクローン病やUCは糖尿病や統合失調症などの多くの疾患と類似しており，おそらく異なる数種の遺伝子からなる遺伝的な要素を持っているが，環境との相互作用もまた必要である。

〈自分がIBDだと，子供もIBDになるのか〉

　これもまたIBD患者がよく抱く心配であり，事実その通りである。IBDは家系の中で受け継がれるが，遺伝子は問題の一部分でしかないことがわかっている。したがってIBDの症状が患者の親族に進行するリスクを正確に見積もることは難しい。クローン病はUCよりも家族に遺伝しやすく，IBDになる可能性は遠い親族より近い親族ほど高くなる。ユダヤ人のような特定の民族グループの中ではIBDの発生率が高くなっている。

　第1度近親の中では，兄弟姉妹がIBDになるリスクが最も高い。次がIBD患者の両親であり，最後が子供である。クローン病患者の兄弟姉妹や子供は，一般の人より20〜40倍IBDになりやすいと言われている。しかし全般的には15人中1人というリスクに相当するだけである。それゆえIBD患者の90〜95％の兄弟姉妹はIBDになることはないだろう。UCのリスクはさらに低い。両親がIBDである場合，子供の3人に1人はIBDになる可能性がある。これらの数字は非常に大雑把な見積もりであることを理解することが大切だ。

　IBDの発症に遺伝子が重要な役割を果たしていることを示す良い例証は，一卵性双生児の研究から得ることができる。一卵性双生児はお互いに全く同じ遺伝子を持っている。もし双子の1人がクローン病になったとしたら，もう1人もクローン病になる可能性は約50％である。もちろん

IBDの発症がすべて遺伝子によるものなら，双子の1人がIBDである場合は，もう1人も必ずIBDになることが予想される。

しかしそうはならないという事実。すなわちそれ以外の要因が関係しているに違いない。

(環境的要因)

IBDと環境的要因の関係を示した多くの研究の問題点は，環境的要因が病気の原因なのか，それとも単に病気と関連があるだけなのかを示すことができていないという点である。たとえば，仮に自転車に乗ることが肺癌の進行を防ぐかどうかを確認する研究を行った場合，自転車に乗る人はサイクリングによって肺癌が防がれているのではなく，喫煙をあまりしないことのほうに積極的な関連性がみられるかもしれない。統計的な調査はこのような問題を回避するのに役立つが，交絡因子（それらが confounding factors と呼ばれるように）は，この種の調査固有の問題である。

①喫煙

驚くべきことに，喫煙とIBDの間には強力な関連性がみられる。その影響についてはよく記述されているが，充分には理解されていない。UCは一般的には非喫煙者の疾患である。英国全人口の約4人に1人が喫煙するのと比較して，UCの人ではたった8人に1人である。禁煙はUCの発病や再発にも関連がある。しかし癌や心臓病などの一般的な健康上のリスクは非常に深刻なので，UCの恐怖のために禁煙を諦めるべきではない。

反対に，クローン病患者の約半数以上が喫煙することを示す研究があるように，クローンは喫煙者の疾患である。喫煙がクローン病になるリスクを倍増させる。その影響は男性より女性においてより明確とされているようだ。なぜクローン病は喫煙と関連があり，UCは禁煙と関連があるのかという理由は，多くの学説で提示されてはいるものの，明らかにはなっていない。それらには以下のものが含まれる。喫煙は，①腸によって産生される粘液の質を変化させる（粘液は腸の内壁を保護する），②腸の収縮の仕方を変化させる，③腸への血液供給を変化させる，④免疫組織に影響を与える，⑤腸の炎症自体に直接影響を与える。

クローン病に対する喫煙の影響
- クローン病に進行するリスクが高まる。
- 病気をより活動性にする。
- クローン病の治療に使われる薬の効果を減退させる。
- 手術後病気を再燃させる。

メカニズムがどうであれ，喫煙がクローン病を悪化させることは事実である。たとえば非喫煙者と比較した場合，クローン病の喫煙者では症状が悪化し，アザチオプリンのような薬で治療する必要性がさらに高くなる。喫煙はクローン病のために実施された手術の後でさらに手術が必要になる可能性を倍増させる。結果的に喫煙は治療の効果も減退させてしまう。

一番重要なのは，禁煙は活動性のクローン病に対する有効な治療法であり，病気再燃の機会を50％以上減退させるということである。言い換えれば，禁煙はアザチオプリンを開始するのと同じぐらいの効果がある。おそらく手術がさらに必要になる機会も減退させる。禁煙の効果はかなり素早く現れ，長期間持続し，元喫煙者の再発のリスクは，喫煙未経験者と同程度になる。

したがって，全体的には喫煙をしているクローン病患者は全員禁煙をするべきである。禁煙に決して遅すぎるということはない（14章も参照）。

②食物による原因

IBDの発症に食物因子が果たす役割は，喫煙や遺伝子ほど明確ではない。IBDの症状が腸に現れることからして，患者や研究者が「食物の中の何かがIBDの原因になっているのではないか」と疑うのは当然である。元凶として思い浮かぶものはたくさんある。

母乳養育がIBDへの進行を防ぐ可能性を示唆する研究は多い。母乳養育期間もまた重要である（1年までの効果が示唆されている）。この効果は初めて牛乳を飲む時期が遅くなることと関連があるのではないかと指摘する人もいる。

砂糖や精製炭水化物（白パンや白米のような加工食品）の摂取は，UCやクローン病の両方と関係がある。しかし砂糖や精製炭水化物の高度な摂

取は，IBDの原因というよりはむしろ結果である可能性が高い。あるいはこれらの物質が多く含まれている食事は，主に先進国でみられるもので，単なる交絡因子なのかもしれない。

　食物繊維の役割は，明確ではない。IBD患者が摂取する食物繊維の量はかなり少ないことを示す研究もあるが，これは活動性の病気があると，食物繊維によって症状が悪化してしまうケースがあるからだろう（12章参照）。

　脂肪の役割，特にマーガリンのように化学的に加工され，水素化された脂肪についても調査が行われている。これはクローン病やUCの地理的分布によって浮上してきた事柄であり，IBDが最初に認識されたのは，マーガリンが西洋の食卓に登場した時期と大体一致するということから注目されるようになった事柄だった。IBDとマーガリンの関係を調査する詳細な研究では，飽和脂肪と不飽和脂肪の相対的な貢献を調べた研究とは相反する結果が示されている。同様に，脂肪の割合が高い食品の典型とされるファーストフードには，IBDとの関連性がみられるが，これについてもいかなる決定的な証拠は示されていない。

　結論としては，食物によるIBDの決定的な原因は発見されておらず，専門医のほとんどは，食物でIBDが発症するとは信じていない。しかし食物の中の何かが，少なくとも一部の人にとっては，IBDの誘因になっている可能性がある。さらにIBDの症状を管理する上で食物が果たす役割は重要である場合があり，それについては12章で述べる＊。

③薬剤

　クローン病と経口避妊薬（OCP）との関連性については，このところ議論されている。OCPを服用している女性は，服用していない女性に比べて約2倍クローン病になりやすいことを示した研究もある。しかしOCPが原因因子であるか交絡因子であるかは不明である。OCPの服用でクローン病が悪化すると感じる場合は，別の避妊法を試してみるのが適切かもしれない。

　非ステロイド性抗炎症薬（NSAIDs）は鎮痛剤として一般的に使用され

＊本邦ではクローン病に対しての食事療法は，非常に重要な治療法である。

ている。ジクロフェナクのようなNSAIDsの多くには処方箋が必要であるが，イブプロフェンなどそれ以外の薬は薬局で購入することができる。これらの薬を忍容できるIBD患者もいないではないが，薬が病気を再燃させる原因となり，症状が悪化してしまう患者もいる。一般的にはIBD患者はできる限りNSAIDsを避けるべきだろう。もし使用するなら，控えめに使用するべきである。

④感染

クローン病やUCの感染原因がここしばらく調査されている。どちらの疾患も単独の感染が原因ではないらしいと感じている研究者が多いが，検証を継続することが重要である。IBDの原因である可能性が示唆されているすべての感染性微生物の内，次の2つが注目され，その両方が，少なからず大論争を巻き起こしてきたからである。

1990年代に麻疹ウイルスと，麻疹，流行性耳下腺炎，風疹（MMR：新三種混合）ワクチンが，クローン病の原因である可能性が初めて示され，活発な論議が巻き起こった。当然子供に予防接種を受けさせることを心配するようになった親もいた。不幸にして，これが潜在的に深刻な感染を大流行させる可能性を現実的なものにしてしまった。

その学説は2つの研究に基づいていた。1つはクローン病患者の中には腸内に麻疹ウイルスを持っている人がいることを明確に示していた。2つ目はIBDとの関連が見られる自閉症の型を持った12名の子供についての著述だった。その子供たちの親全員が，子供の症状はMMRの予防接種を受けたことに関係があると感じていたため，その関連性がささやかれた。多くの読者はこのような論文が発表され，そこから導き出されたさまざまな解釈がどのような結果をもたらしたかについて詳しく知るようになるだろう。調査は英国で実施されたものだったので，MMRを使用している国の中でその影響はおそらく一番大きかった。幸い状況はかなり明らかになりつつある。続行されたほとんどの研究の中では，クローン病患者に麻疹ウイルスは発見されていない。多くの大規模な発表で，クローン病におけるMMRの役割が検査されているが，1つも関連性は特定できていない。

ヨーネ菌（*Mycobacterium Avium Paratuberculosis*）はMAPとしても知

られ，ヨーネ病（John's disease）と呼ばれる牛の病気を発症させることで知られている。ヨーネ病はクローン病と酷似しているので，人のクローン病はMAPが原因だと考えている人もいる。ヨーネ病に罹った牛はMAPを含んだ牛乳を生産するようになり，明らかに病気にかかっている雌牛は牛舎から隔離されるが，症状が現れずに感染している牛もいる。MAPは殺菌によって完全には除去することができないので，その牛乳を飲む人がMAPにさらされていることを疑う余地はまずない。

MAPがクローン病を発生させるという学説は，クローン病の患者から採取した血液のサンプルや炎症を起こした腸の一部からMAPが見つかったという研究によって裏付けられている。しかしMAPはUCの患者のサンプルからも，さらに全く腸疾患がみられない人（健康な対照群）からも発見されている。すべての研究結果を照らし合わせてみると，MAPはクローン病患者，UC患者，健康な対照群の中で同数の人に見つかる。

したがって全体的にはMAPがクローン病を引き起こすという決定的な証拠はない。しかし一部の人にとってはMAPがクローン病を悪化させ，病気の原因になる可能性さえある。同時にMAPが尚かつもう1つの薫製ニシン*と判明する可能性も否定できない。IBDにおいてMAPが果たす役割の調査が続行され，それが未回答の疑問の一部，あるいは全部を明らかにしてくれることを希望する（クローン病の治療法としての抗MAP療法に関する情報は11章を参照）。

⑤虫垂

虫垂を切除した人は，特に手術を20歳前に受けた場合には，UCにならないように思われる。UCになった人の虫垂を切除すると，虫垂がまだある人に比べて病気が軽症型になることも示唆されている。この関連性についての理由は明確ではないが，虫垂は免疫反応と関係があるようだ。UCの治療として時々虫垂の切除術を受ける人さえいる。その結果については11章で述べる。

---

*人の注意を別にそらし，有益な情報の妨げになるもの（攪乱因子）

⑥衛生説

　IBDは西洋に多くみられることから，衛生水準が向上すると，どういう訳かIBDに罹りやすくなるという学説が浮かび上がってくる。この説は免疫組織の発達に基づいた考え方である。衛生水準が向上すると，子供は感染にさらされる機会が減り，成長過程の後の方になって感染症にかかるようになる。なぜ感染がIBDを防ぐことになるかについては不明だが，同様の関連性が喘息や多発性硬化症などでも確認されている。

> ### 〈ストレスと炎症性腸疾患〉
>
> 　ストレスでIBDの症状が悪化してしまう人がいる。
>
> 　もちろんIBDであろうとなかろうと，ストレスにさらされることで，排便習慣に変化が現れる人は多い。これはごく普通の反応で，試験や面接の前にはトイレに駆け込みたくなる人が大勢いることを考えれば一番よくわかる。
>
> 　しかしストレスで実際にIBDが再燃してしまう人もいる。ストレスが腸内の炎症を悪化させることを証明した最近の研究もある。もちろんこれはIBDがストレスだけで発症するという意味ではなく，単にストレスでIBDが悪化する人がいるという意味である。もちろん生活からすべてのストレスを取り除くことは不可能だが，ストレスを受けやすい人には緩和法や催眠療法（7章参照）が効果的だろう。

〈免疫反応の不足〉

　IBDの進行にとって3番目に重要な要素は，免疫系の働き方と関係があり，クローン病は免疫反応の不足が原因で発生するという学説がある。

> ### 腸内で細菌が果たす役割
>
> 　我々には体細胞より消化管の中にかなり多くの細菌がいる。腸内に生息している100,000,000,000,000（100兆）位の細菌には，数百という異なる種類がある。ほとんどは大腸にいて，消化を助けたり，病原

> （病気を引き起こす）細菌による感染を防ぐ働きをするなど，体内で多くの重要な役割を担っている．しかし現在ではこれらの細菌もIBDの進行に深く関わっていることが理解され始めている．特に細菌と免疫組織の相互関係が，炎症の発生に極めて重要な役割を果たしているように思われる．
>
> '友好的細菌'としても知られているプロバイオティクスも，IBDの治療法として研究されており，腸内の細菌群のバランスがどのように変化すると炎症を改善させることができるかを理解するのに役立っている（12章参照）．

細菌が腸の内腔から腸壁に侵入すると，免疫組織が素早く働いて細菌を殺す．しかしクローン病ではこの反応が機能せず，細菌がそのまま生存し続けて，長期的な炎症反応を引き起こす．この魅力的な説が正確に証明されれば，クローン病の治療法に革命が起きるだろう．しかし理論の提示から効果的な治療法の開発の間には大きな隔たりがあり，数十年とはいかないまでも，年単位の時間を要するだろう．

〈まとめ〉

この章がIBDの発症に深い関わりを持つ要因の説明に役立ってくれたら何よりである．IBDが疾患の程度（範囲）を表すものであることからすると，その要因が人によって違っていても不思議ではない．そうはいっても，この分野の研究が継続され，疾患に対する理解や新しい治療法の可能性が広がっている．

第3章　炎症性腸疾患の消化管症状

> **→ キーポイント**
> - 炎症性腸疾患でさまざまな消化管症状が起きる。
> - 潰瘍性大腸炎には大腸の炎症によって粘液や血液が混じった下痢と腹痛が起きる。
> - クローン病には腸管または大腸の炎症によって下痢，体重減少，腹痛，嘔吐が起きる。
> - 狭窄，肛門周辺の疾患，瘻孔（フィステル）がクローン病を複雑にすることがある。

　炎症性腸疾患（IBD）患者に現れる胃腸症状は，消化管の罹患部位，発症の仕方，疾患の活動性の程度によって異なる。

　IBD 患者には腸以外にもさまざまな症状が現れることがある。それには疲労感，倦怠感，などの全身症状や，腸以外の器官の炎症によって生じる症状，いわゆる腸管外合併症などが含まれる。全身症状については4章で，腸管外合併症については13章で述べる。

〈潰瘍性大腸炎〉

> **〈潰瘍性大腸炎の一般的な症状〉**
> - 下痢：軟便
> - 頻回の排便：通常より腸を解放する必要性が増える。
> - 切迫性：トイレに素早く駆け込む必要性。

- 血液：活動期では血液が便に混じることがある。
- 粘液：腸に炎症が起きると，ゼリー状の物質である粘液が時々便の中にみられる。
- 腹痛：けいれん痛でしばしばトイレに駆け込む。

　潰瘍性大腸炎（UC）は活動期になると，腸の内壁に炎症や潰瘍が起きる。これによって腸の正常な機能が停止してしまう。大腸の大切な仕事の1つは水分の再吸収であり，腸が正常に働かなくなると，便はより液体状となり，下痢になる。

　トイレに行きたいという衝動は，大腸から直腸に移動する便によってうながされる。肛門の筋肉はトイレにたどり着くまで便を直腸に保つ役目をするが，下痢になると，液体の便は普通の固さの便よりかなり頻繁に直腸へ移動するようになる。液体なので，それを肛門で保っていることがさらに難しくなる。したがって活動性のIBD患者は普段より頻繁にトイレに駆け込むだけではなく，切迫性（急な便意）として知られる症状のためにトイレに走る必要が出てくる。この症状が非常に重症だと，時々失禁（おもらし）してしまう人もいる。

　IBD患者は自分がしたいのがガスなのか便なのかわからないこともある。直腸は固体とガスを区別すること（汚れを恐れずにガスを出すことができる）には長けているが，液体とガスをうまく区別することはできないからである。それゆえ下痢の人はしばしばトイレに駆け込むことになる。

　活動性の炎症があると，腸壁では粘液の産生が増加し，血液や膿も滲み出てくるため，便が緩くなると同時に，便通に血液，粘液，膿が混じるようになる。大腸の炎症が活動性になると，お腹のけいれん痛は非常に重症になり，おそらくは炎症が起きた腸の収縮によって発生し，排便の直前か直後で最悪になるケースが多い（後述の狭窄による痛みを参照）。

　IBDの活動期にはガスや便が特に臭うと感じる人もいる。これは炎症が治まるにつれて通常は改善する一般的な症状である。

（病気の活動性と範囲がどのように症状に影響するか）

　症状は，腸がどのくらい炎症を起こしているか（大腸炎の広がり）によ

って異なる（1章，図1.3）。炎症の程度と重症度は感じ方にも影響するだろう。しかし大腸炎の範囲が病気の重症度と必ずしも一致するとは限らない。たとえば重症の直腸炎もあれば，軽症の全結腸型の大腸炎もある。炎症が重症だと，頻回の便意を伴い，さらに悪い症状が起きる傾向がある。トイレに行く必要から目覚めてしまうことが多く，それが一晩中続くだろう。時々便は出ないのに，多量の出血がみられることもある。熱っぽくなり，持続的な腹痛にも見舞われる。

（直腸炎）

直腸炎は直腸だけに起こるので，残りの大腸（すなわち80～90％）は侵されず，まだ正常に機能する。したがって活動性の直腸炎があったとしても全く下痢にならない人もいるし，実際便秘に苦しむ人さえいる。このような状況では，便秘の治療によって直腸炎が改善することがある。直腸炎の人には通常真っ赤な出血がみられ，粘液が混ざることもある。

直腸の炎症が重症の時は，大変過敏になり，便はほとんど出ないか全く出ないのに，血液と粘液が混じったものを出すためにトイレに行かなければならないことが多い。

（左側結腸炎，遠位大腸炎）

左側に限定されてはいるが，大腸のかなり広範囲が侵される疾患では，下痢の症状がよりはっきりと現れる。激しい発作によって血性の下痢が生じる。直腸炎の人よりも，腸の高い部位から出血しているので，暗い色になるケースが多い。遠位大腸炎の人には特に腹部の左側にけいれん痛が起きることがある。

表3.1 疾患部位によって規定される活動性の潰瘍性大腸炎にみられる典型的な症状

直腸炎	切迫感，鮮血と粘液，何らかの固形便，時々便秘
左側大腸炎，遠位大腸炎	血性下痢，左側腹痛，便に黒ずんだ血液が混じる
亜/全結腸型の大腸炎	血液と粘液が混じった頻回の水様性下痢，腹痛，発熱，体重減少

(亜全大腸炎と全結腸型の大腸炎)

　大腸のほとんどが侵される疾患では，必ず下痢が起きる。炎症が重症な時は，1日に20回ぐらい下痢をすることがある。それ以外の重症の発作の兆候としては，発熱，腹痛，体重減少が含まれる。遠位大腸炎と同様に，軽い発作では血性ではない下痢や軟便がみられる。

　1章で述べたように，UCは再燃と緩解を繰り返す病気である。つまり症状がほとんどなく，かなりまたは完全に正常に思える非活動期がある。それらは症状が戻ってくる病気の活動期の合間にみられる。治療をしなくても症状が自然に改善することがある。当然治療の目的は活動期の症状を最小限に抑え，非活動期に戻すスピードを上げることである。炎症が治まれば，緩解状態を保ち，再発の頻度を減らすための治療が行われる。自然に緩解状態になることもあるが，重症な発作が何の治療もしないで治ることはまずないことを心得ていて欲しい。

(潰瘍性大腸炎再発の認識)

　誰でも排便習慣（回数，便の様子，切迫性）に何らかの異常を経験することはあるので，その変化がUC再発の兆候なのか，正常の変化なのかを区別するのが難しい場合がある。

　しかしUC患者のほとんどは再発の兆候にすぐ気づく。

　注意すべきポイントは，
- 排便の回数が増える
- 夜中に起きる
- 出血する
- 腸管外合併症発現との関連，である。

　これらの症状は炎症の活動性が高まっていることを示している。2, 3日しても症状が治まらない時は，医師の診察を求める必要がある。

炎症性腸疾患と共に生きること

　急な便意とガスは厄介な問題である。トイレを見つけるまで我慢している間，自然に振る舞おうとすることは，誰にとっても身の毛のよだつような状況である。IBDの人は常にこうした状況の中で生活しな

> ければならない。自分のガスと下痢はひどい臭いだと言う人も多い。このため共用のトイレを使うことが気まずくて、家の外に飛び出す人さえいる。
>
> 　これについての明確な解決策は見つからないが、外来クリニックへ行った時のことを思い出して、そこにいた患者がみな同じ悩みを抱えていたと考えれば、気持ちが楽になるだろう。

〈クローン病〉

> **〈クローン病の一般的な症状〉**
> 痛み：クローン病の腹痛はさまざまな理由から生じ、けいれん痛である場合が多い。
> 下痢：クローン病患者が下痢を起こすのには多くの理由がある。クローン病が大腸に罹患すると、血性下痢がみられる。
> 体重減少：食欲減退と栄養分の吸収不良により体重が減少する。
> 発熱：膿瘍または腸の炎症が原因で起きうる。
> 肛門周囲膿瘍/排便：肛門周辺の瘻孔と膿瘍はクローン病患者の約3人に1人に発症する。
> 発育不良/思春期の遅れ：栄養不良と活動性の炎症の両方がクローン病の子供に発育不良と思春期の遅れをもたらす。

　クローン病が消化器系のどの部位に発症するかによって症状は違ってくる。問題がゆっくりと姿を現すことが多く、クローン病と診断されるまでには長い時間がかかる場合もある。**図1.4**（1章）はクローン病に侵されやすい部位を示している。

（回腸末端/回盲）

　回腸末端はクローン病に一番侵されやすい部位である。腸のこの部位は腹部の右側下方にあるので、この辺りに痛みを感じることが多いが、場所

を特定することが難しい場合もある。罹患部位が小さい場合は、下痢にはならないかもしれない。下痢が起きても出血は直腸に達するまでに消化されてしまうので、通常は血性ではない。

(大腸)

大腸に罹患したクローン病にはUCと類似した症状が現れる。主症状は血性下痢の傾向が高い。症状は大腸の炎症範囲によって異なる。UCとは違い、クローン病は正常な部位の間に大小の罹患部位が斑状に現れることを覚えていて欲しい。

(小腸)

小腸クローン病だと通常下痢になるが、血性にはならない傾向がある。もう1つの一般的な特徴は腹痛である。部位が特定しにくいこともあるが、臍の周りの腹部の中心に痛みを感じるケースが多い。それ以外の小腸クローン病の症状には、体重減少、貧血が含まれる。

(肛門周囲)

クローン病が肛門周辺に発症すると、さまざまな症状を引き起こす。肛門周辺のクローン病には、瘻孔（フィステル）や膿瘍（図3.1 参照）以外に、肛門皮垂（スキンタグ）が起きることがある。肛門皮垂は肛門周辺の小さな肉のたるみで、通常痛くはないが、気に障る場合がある。裂肛は肛

表3.2 疾患部位によって決まる活動性のクローン病にみられる典型的な症状

回腸終末部、回盲部	右側下部の腹痛、下痢、体重減少
結腸	血性下痢
小腸	下痢、中央部の腹痛、体重減少
肛門周囲	疼痛、失禁、膿瘍、スキンタグ（監注：肛門周囲に皮膚がぶらさがる）
口腔、胃十二指腸	上部の腹痛、消化不良、吐き気、嘔吐、口内炎、口唇の腫れ

門管の皮膚粘膜に亀裂が生じる。これらは排便時に非常に痛み，出血を伴うこともある。

(口/胃十二指腸)

クローン病は口の中や上部消化管（食道，胃，十二指腸）に炎症を起こすことがある。口に発症すれば，潰瘍ができて痛む。顔，特に唇が腫れることもある。口の症状はおもにクローン病の子供や青年期の人にみられる（15章参照）。

上部消化管の潰瘍は，消化不良のような痛み，吐き気，嘔吐を引き起こす。

(狭窄症)

クローン病が腸壁に炎症を起こして，腸が狭くなることがある。この狭まりが腸壁の瘢痕のために持続するようになり，狭窄が起きる。これによって腸閉塞が発生することがある。腸の内容物の流れが，狭窄の閉塞によって遮断されると，痛みが生じる。閉塞が速やかに解決されないと，狭窄の後ろに腸の内容物が積み重なる。これが腹部に重度のけいれん痛，吐き気，腹部の膨満感（腫れ），ついには嘔吐を引き起こす。

(瘻孔：フィステル)

瘻孔は腸の炎症が原因で，腸壁に亀裂が生じ，これが別の面あるいは腹部の器官に通じる通路を形成してしまう。この最も一般的な例は，直腸から皮膚（肛門周囲瘻孔）か，小腸から皮膚への経路である。瘻孔から膿や腸の内容物が漏れ出すことがある。

瘻孔の一般的なタイプ
- 肛門周囲：直腸から肛門周辺の皮膚
- 腸管皮膚：小腸から腹壁
- 直腸膣：直腸から膣
- 結腸膀胱：大腸から膀胱
- 腸腸：腸から腸

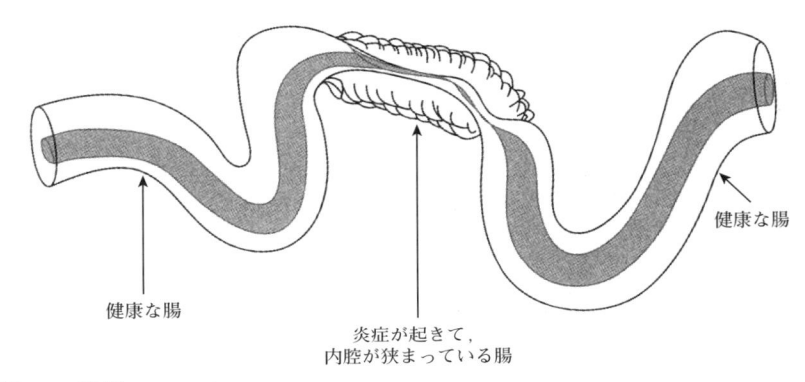

図 3.1　狭窄

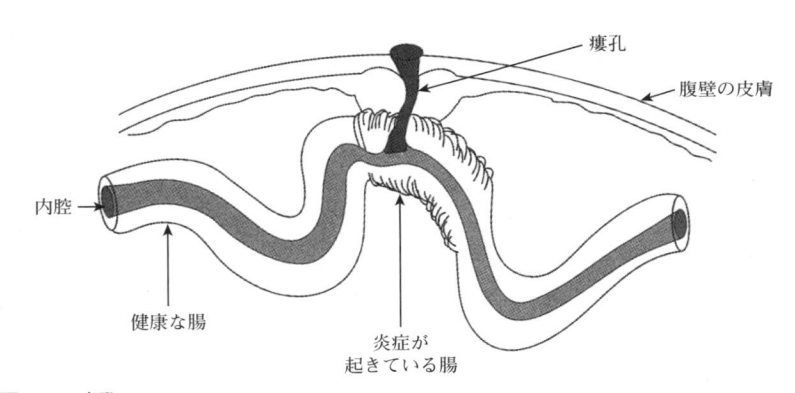

図 3.2　瘻孔

(穿孔と膿瘍形成)

　穿孔とは炎症の起きた腸壁に穴が開いた時に発生する。腸の内容物が穴から漏れ出し，外側に液体の集積を作り上げる。通常これが膿瘍を形成する（膿と感染の集積）。これによって痛み，発熱，ときに腫瘤が生じる。小さい膿瘍には抗生物質が有効だが，大きな場合は排膿が必要になるケースが多い。これは通常外科医か放射線医師によって行われる。

(腹部の腫瘤)

　腫瘤はお腹の外側から触れることができるしこり（瘤）である。それは詰まって炎症を起こしている小腸のいくつかのループによって発生する。瘻孔，穿孔，膿瘍と関係がある場合が多く，腹部の腫瘤には圧痛がみられることが多い。

(クローン病再燃の確認)

　すでに述べたように，正常な排便とクローン病の再燃の違いがはっきりわからないことがある。しかし再燃と関連がみられる症状には以下のものが含まれる。
- 下痢
- 体重減少
- 痛み
- 出血
- 関連した腸管外合併症状の発現（13章参照）
- 新しい瘻孔または瘻孔からの排便の増加
- 発熱

　これらの症状はすべて，炎症の活動性が高まっていることを示唆するものであり，これらは治療を強化したり，変えたりする必要性を示している。つまり医師の診察が必要になる。

〈まとめ〉

　腸の炎症は侵された部位と重症度によってさまざまな症状を引き起こす。下痢と腹痛が一番発生しやすい問題であり，活動期のUCとクローン病の両方で一般的にみられる。IBDの緩解期には，ほとんど何の症状も現れない。

第4章 炎症性腸疾患の全身症状

> **キーポイント**
> - 炎症性腸疾患の人には，腸の炎症過程とは明確な関連性はないが，疲労感，抑うつ感などのさまざまな症状が現れる。
> - これらは非常によくみられる症状で，腸の症状と同じ位やっかいである。
> - 炎症性腸疾患で全身症状が発生したり，悪化したりすることを知っていることが大切である。

　3章で述べたように，下痢，腹痛などの炎症性腸疾患（IBD）の症状の多くは，腸の炎症が原因でたやすく発生する。しかしIBDの人には，腸の炎症とは直接関係のないさまざまな症状も現れる。それもまた同じように無力感を与える可能性がある。

〈疲労感〉

　活動性のIBDがあると，精神的にも肉体的にも非常に疲れる。IBD患者は外側に病気の症候が現れないので，おそらく家族，友人，同僚，雇用主に病気のことを忘れられてしまうケースが多い。

　IBDの疲労感には多くの原因が考えられるが，第1のまた最も明確な原因は，睡眠不足である。平均的な人には一晩に6～8時間の睡眠が必要である。睡眠は単に休息を取るだけではなく，体と脳を回復させるための極めて重要なプロセスであることを忘れてはならない。一例としては，睡眠は長期記憶の処理にとって重要と考えられているため，睡眠不足は多くの

点で大きな無力感を与える可能性があり，身体的，精神的な能力の機能に影響を与える。

　痛みや下痢が原因で夜中にトイレに起きて睡眠不足になる．IBDが活動期でない時でさえも，睡眠の質が損なわれる場合がある．睡眠不足がIBDの原因になることを示したいわけではないが，眠れない夜がなぜ炎症過程に影響するのかには論理的な理由がある．

　IBDの一般的な問題である栄養不足によって疲労感が生じることもある．たとえば鉄欠乏が原因で疲労感を感じる場合がある．鉄欠乏はIBDにはよくみられる症状で，失血（いつでも目に見えるとは限らない）または鉄の吸収減退によって発症することがある．炎症過程にも鉄が使用されるので，身体能力に影響を与える．幸い鉄欠乏は比較的簡単に診断することができ，治療もできる．不適切なカロリー摂取に伴う栄養不足でも，脱水症状になる可能性があり，疲労感が生じることもある（12章参照）．

　IBD患者がなぜ疲れやすいかを示す最後の例として（もっともっとたくさんあるのだが），疲労感を生じさせる活動性の炎症について考えてみよう．風邪のような単純なウイルス感染でさえ，どんなに疲れを感じるかを考えてみよう．不運にもインフルエンザや扁桃腺炎にかかっている時，その病気でどんなに疲れるかだけではなく，症状がおさまったあとも疲れが残っていることに覚えがあるだろう．ウイルス感染で経験する疲労感は，感染や炎症が起きると必ず体中を巡回するサイトカインという炎症性化学物質と一部関係がある．IBD患者の体内では，サイトカインの量も増加していて，それが疲労感に関係している．

　したがって，疲れを感じ，日常生活をうまくこなすことができない時は，その理由について考えてみよう．自分に期待しすぎず，回復には時間がかかることを忘れないようにしよう．

ケーススタディー

　潰瘍性大腸炎の25歳の女性は，経口ステロイドの治療に効果がみられず，病気が再燃したため入院した．彼女は日に10回トイレに行き，夜中に2度起きた．家には2人の幼い子供がいて，血液検査で貧

血が見つかった。当然ながら彼女も疲労感を感じていた。入院して2，3日後には，病気は回復し，鉄注射を受けたが，退院した後でさえ，体調が充分に回復するまでに数週間を要した。

〈うつ病〉

うつ病は生涯のうち約10人に1人が発症すると言われている。IBDのような慢性疾患があると，うつ病になりやすくなるだけではなく，唯一の原因にもなりうる。これは反応性うつ病と呼ばれている。IBDの症状の重症度と，病気の性質が予測不可能なため，不安やうつ病は病気の活動期でも緩解期にもかなり一般的にみられる。

うつ病の症状
- 睡眠困難
- 性欲減退
- 社交の回避
- 失敗感と罪悪感
- イライラ（過敏）
- 強い疲労感
- 食欲減退
- 趣味や余暇に対する興味の喪失
- 頼りない気持ち
- 集中困難

うつ病を認識し，それに対処することは極めて重要である。抗うつ薬やカウンセリングが非常に有効な人もいれば，うつ病を治療することで，IBDの症状にうまく対応できるようになる人もいる。うつ病がIBDを悪化させてしまうことさえあるし，うつ症状を深刻にとらえるにはもう1つの理由がある。まれにうつ病が非常に重くて自殺をしてしまう人がいる。つらいと感じたらすぐに助けを求めることが何より賢明であり，少なくともうつ病は早期であるほど治療しやすいケースが多いと言われている。うつ病は全く恥じる必要のない，ありふれた，単なる別の疾患であるということを忘れないで欲しい。

〈精神的機能〉

　IBDが集中，勉強，仕事の能力に影響を与えると感じる人は多い。もちろんストレス，疲労感，うつ病（上記参照）はすべての精神的作用に影響を及ぼす可能性があるが，IBDではそれ以外の要因が重要になることもある。鉄やその他の栄養不足が脳の働き方に影響する場合がある。サイトカインのような炎症性の化学物質が，精神的機能を損ねる可能性もある。

〈機能性腸疾患〉

　機能性腸疾患は下痢や腹痛など，IBD患者の症状と似た症状を引き起こす症候群である。機能性腸疾患の中で一番よく知られているのが，過敏性腸症候群（IBS）である。IBDとは違って，IBSでは大腸内視鏡を使っても，顕微鏡で調べても，腸は全く正常にみえる。問題は腸の炎症や構造に伴うものではなく，むしろ機能に伴うものである。

　IBSは極めてありふれた疾患で，人口の5人に1人（20％）までが発症すると言われている。実際，IBD患者の中には，最初にIBSと診断される人もいる。2つの疾患には同じような症状が現れるので，IBD，特にクローン病では，時々診断が難しいケースがあるからである。

　一般の人と同じで，IBD患者の約5人に1人もIBSになると予測することができるが，潰瘍性大腸炎患者の3分の1とクローン病の半数以上に機能性症状がみられることを示す研究者もおり，IBSはさらにもっとありふれた疾患である可能性がある。なぜそうなるのか。

　IBSの一部は，いわゆる感染後IBS（post-infectious IBS）と呼ばれる腸感染によって発生する。最初の腸感染で炎症が起きて，腸の働き方に何らかの変化を与え，感染が治癒した後でも腸の機能が変容したままになると考えられ，これが原因でIBSになる人がいる。では，腸の炎症が感染ではなく，IBDによって引き起こされると想定してみよう。IBDによる腸の炎症は感染で生じる炎症より重症であるケースが多く，通常かなり長期にわたって現れることがわかっている。したがって感染がIBSを発症させるのなら，IBDによってIBSになる人がいることも容易に理解できる。

第2にそれ以外にも IBS の誘因があることは知られている。多くの疾患（IBD を含む）と同じで，IBS はストレスが誘因となり，ストレスによって悪化することがある。たとえば最後に試験を受けた時のことを思い出して（または先のことを想像して）みよう。直前に腹痛や下痢になった人がどれくらいいただろうか。「大勢！」これが普通の答えである。慢性的なストレスの影響は非常によく似ている。もちろん IBD に対処すること自体非常にストレスがかかり，過敏性腸症候群（IBS）を発症してしまう人もいる。

　これらは IBD 患者の中でなぜ過敏性腸症候群（IBS）が極めて多いのかを示すまさに2つの例である。しかし症状が IBD によるものなのか，機能性によるものなのかを区別することがどうして重要なのだろうか。症状が炎症によるものなのか，それ以外の原因によるものなのかを確定することが難しいケースがある。炎症性の症状が誤って機能性とみなされた場合，治療は不十分なものになるが，機能性の症状が器官の炎症とみなされた場合は，不必要な検査や治療が行われることになる。潰瘍性大腸炎においては，S状結腸鏡で直腸を素早く調べることが，この難題の解決に役立つケースが多い。残念ながら，クローン病では炎症の部位に接近できないことがよくある。血液検査，放射線検査，内視鏡検査でわかることが多いが，これらの検査には時間がかかり，不快で，危険が伴わないとは限らない。したがって，IBD をコントロールしてしまおうという大いなる挑戦が熱望されている。同じような名前を持つ IBD と IBS がよく混同されるのはおそらく偶然の一致ではない。

〈まとめ〉

　腸の炎症と直接関係がある消化器症状の他に，IBD 患者には病気特有とは言えないさまざまな症状が現れる。その症状と IBD との関係を理解しておくことが，特別な治療が必要で有効なケースには助けとなる。

第5章 炎症性腸疾患の患者にはどんな検査が行われるか

> **キーポイント**
> - 炎症性腸疾患の診断には，便検査，血液検査，X線検査，内視鏡検査が使われている。
> - 普通は検査を組み合わせる必要があり，その多くは症状経過のモニタリングにも有効である。

　クローン病や潰瘍性大腸炎の診断は，症状，診察，検査結果に基づいて行われる。検査には簡単な血液と便の検査，X線とCT，MRI，内視鏡検査が含まれる。このような検査は病気を再評価するために繰り返し必要になる場合がある。

〈血液検査〉

　炎症性腸疾患（IBD）の検査と治療を受ける人に，繰り返し行われるさまざまな血液検査がある。採血量はそれほど多くはないが，異なる検査のために血液が数本分必要になることがある。たとえば治療をモニタリングするために，血液検査を1週間ごとに実施することもあるし，入院患者では毎日採血が必要になることさえある。幸い，これほど頻繁に必要にならない人がほとんどだが，IBD患者には最低年1度の血液検査が必要になる。

表5.1　一般的な血液検査

検査	機能
総血球数	貧血と白血球数の検査
尿素と電解質	腎機能と塩分の検査　脱水を示すことができる
肝機能検査	通常薬剤の副作用を探すために使用される 原発性硬化性胆管炎の患者には異常がみられる
C反応タンパク（CRP）	炎症のマーカー。疾患活動性をモニターするのに使用される
赤沈	もう1つの炎症のマーカー（ESR）
TPMT	アザチオプリンとメルカプトプリンの代謝に関係がある酵素。この種の薬剤を始める前に計測されることが多い（監注：本邦では保険適応外検査）
鉄，B12，葉酸	IBDで時々欠乏するビタミンとミネラル

〈便検査〉

(感染)

　誰でも時々下痢をする。急性（短期）下痢症と診断された人の中で，IBDが占める割合はほんのわずかある。下痢はほとんどが感染で発生する。もちろんIBDの人にも感染が起きるため，活動性のIBDなら，通常感染症を除外するために，検便が必要になる。研究ではIBDを再発した人の約10％に，腸の感染が見つかっている。中には，感染の治療で下痢が改善し，IBDの治療を強化する必要がなくなる人もいる。

　腸の感染症はウイルス，細菌，寄生虫が原因で発生する。ウイルス感染のほとんどは診断が難しく，普通は自然に治癒するため，便検査はウイルス感染というよりは細菌感染や原虫感染を除外する目的で実施される。通常は1本のサンプルだけで充分だが，3本分の検査が必要になることもある。なるべく早く検査室に運ぶのが理想的であり，理想的な検便を表すのに，'ホカホカ出ている便'（hot, streaming stool）という専門用語が使われている。もちろんこれは現実的には難しいケースが多い。

（炎症の検査）

　下痢の原因が炎症によるものか，それ以外のものかを区別できる便検査が，最近利用できるようになってきた。この検査は白血球によって産生された便の中のタンパク質を検出するが，日常的に使用することはできない。

> ### 炎症性腸疾患と共に生きること：検便をとる
> 　検便の容器は小さいものが多いので，便をとるのが難しい場合がある。便を取りやすくしようと，便器の中に置くことができるように工夫された容器もあるが，経験からして滅多に利用できない。一番簡単なのは（この方法でも難しいことはわかっている），まず初めにもっと大きな容器（たとえばアイスクリームのカップ）に便をする方法である。それから一部を検便容器にすくって入れる。使いやすいように蓋に簡易スプーンが付いている検便容器もある。使い捨てのプラスティックスプーンで代用する方法もある。

〈放射線検査〉

　1895年，Wilhelm Roentgenが発見したX線によって，現在の画像診断が大きな進歩を遂げた。しかしX線の使用は，この巨大で急速に発展する分野の一部門でしかなく，通常はさまざまな技術が使用されている。

(X線検査)

　医療ドラマの背景でよくみられるX線フィルム（大抵逆さまだったり，裏返しだったり！）は，体の一部を撮影した単純なスナップ写真である。骨をはっきりと映し出すので，たとえば骨折の診断などに使用されているが，さまざまな理由からIBD患者にも使われることがある。腹部のX線検査は，重症な大腸炎患者で大腸が膨張しているかどうかを検査する最善の方法である。
　胸部のX線も，感染症や，かなりまれだが腸の穿孔を探すために必要なことがある。インフリキシマブを開始するにあたって必要になる場合もある。

X線検査はIBDに関連して起きる関節炎の状態を見るために使われることもある（13章参照）。

> **胃腸の内壁を見るために，バリウムをどのように使用するか**
> - バリウム嚥下：バリウムを飲み込んでからX線を撮ると，食道がはっきりと見える。
> - バリウムミール：しばらくしてからX線を撮ると，バリウムは胃から十二指腸を通過しており，胃腸のこの部位の内壁が映し出される。
> - バリウムフォロースルー：バリウムが胃を通り過ぎた時にX線を撮ると，小腸を見ることができる。バリウムが小腸の全域を通り抜けるには数時間かかる。
> - バリウム注腸：直腸に細い管を挿入して大腸に液体を注入し，大腸を明視化するためにバリウムを使用することがある。

（対照試験）

腸はX線で特によく見えるとは限らないが，X線上よく映える物質を注入すれば，内壁を見ることができるようになる。たとえばバリウムは白いチョークのような物質だが，消化器系のあらゆる部位を明視化するために使用されている。クローン病患者には，バリウム追跡試験はお馴染みだろう。この検査は不快なものではないが，非常に時間がかかる（4時間まで）。放射線医師は腸の部位を際だたせようとして，写真を撮影する間，時々腹部を押すだろう。検査のバリエーションに逆行性小腸造影がある。検査では細い管を鼻から小腸の最初の部位まで通す。より鮮明な写真を撮るために，管から腸に大量の対照(物質)が注入されることになる。

バリウム注腸では，直腸に挿入された細い管からバリウムと空気を注入して大腸を画像化するのに使用されたが，現在では滅多に使われていない*。

（コンピューター断層撮影：CT）

CTは，単にさまざまな角度から同時に撮影された多くのX線写真であ

＊本邦では日常的かつ積極的に行われている検査である。

り，デジタル的に再構成することで，全身の断層写真による画像を見ることができる。写真は患者が検査機器の上に横たわり，アーチを通り抜ける間に自動的に撮影される。瞬く間に腹部全体を検査することができる。コントラストX線と同じで，腸の内壁を際だたせると鮮明な写真が撮れるので，普通はある対照物質を飲む必要がある。造影剤は静脈にも注入され，血管を際だたせる役目をする。この検査に痛みはない。

(磁気共鳴画像法： MRI)

　MRIはCTと同じように全身の断層写真を提供する。MRIの利点は，全身の画像を撮るのに，磁気を用いて，全く放射線を使用しない点である。小腸のMRIは急速に進歩している分野だが，病院によってはまだ利用することができない。CTと同様に，得られる画像の質と有用性は，造影剤の使用で改善することができる。MRIは特に肛門周囲瘻孔を画像化するのに優れている。

　MRIはCTより検査に長い時間がかかる。アーチを通り抜けるよりも，トンネル内で横になっていることで閉所恐怖症的になる人もいるが，全く問題がない人がほとんどである。画像を得るのに強力な磁石が使われるので，たとえばペースメーカーや特定の金属のインプラントがある人など，MRIを使用できない人もいる。これについては必ず検査の前に確認される。

(超音波検査)

　過去30年間に出産したことのある人なら，超音波についてはよくご存じだろう。それは子宮内の胎児を視覚化するために使われる。名前からもわかるように，体内の構造物を画像化するのに超音波を使用する。プローブ（端子）が体の表面（直腸や膣の中に入れることは滅多にない）に押し当てられている間は，台の上に横たわっていなければならない。音波が皮膚を通過しやすくするために，ゼリー状の物質が使われる。たとえば腹部に圧痛がある場合でも，不快かもしれないが，通常痛みはない。この技術は特に肝臓や腎臓のような器官を見たり，膿瘍を特定するのに優れている。腸を見るために超音波を使用している病院もある。超音波は全く安全である。

〈どのような検査をなぜ行うのか〉

　ご覧のとおり，非常に多様な画像検査がIBD患者の診断や管理に利用されている。しかしどの検査が行われるかはどうすればわかるのだろうか。多くの要因が検査の選択に影響を与えている。第1に，すべての検査がどの病院でもできるわけではない。同様に国によっては政府や民間の健康保険会社が，特定の検査に対する支払いに応じていないだろう。第2に，特別な問題を見るのに他の検査よりも優れている検査があり，場合によっては普通のX線のほうがMRIより優れていることもある。第3に，皆に同じ検査が有効とは限らない。たとえば超音波は音波が届く距離が短いので，痩せた人のほうがよりよい画像が得られる。第4にどの画像技術を選択するかは，同時に別の処置が必要かどうかにも関係がある。たとえば超音波は排膿の補助として使用される。最後に放射線の問題がある。少量の放射線は有害ではないが，多量だと癌のリスクが高まるので，必要がないなら，X線を使用しないことが大切だ。これは将来多くの検査を受ける可能性がある若者にとっては特に重要である。

〈内視鏡検査〉

　内視鏡とは消化管（またはその他の体腔）の内壁の状態を見たり，生検をとるために，体の中に通す柔軟性に優れた細い管である。IBD患者に一番よく行われる検査に，胃内視鏡検査（胃カメラ：上部消化管内視鏡：口からの胃と十二指腸の検査）と大腸内視鏡検査（肛門からの大腸と回腸末端の検査）の2つがある。

　病院で行われる内視鏡検査は専用室で実施する所が多い。患者は受付で申し込み，本人と確認するためにチェックリストが読み上げられ，正確な検査と準備が確実に行われるようにする。実施される検査にもよるが，変更が必要になるケースもある。医師または看護師は患者が内視鏡検査室に連れて行かれる前に，同意書にサインするよう求めるだろう。どの検査室にも内視鏡検査技師と2人の助手の通常少なくとも3人（それ以上の場合もあるが）がいる。検査後は，ほぼすぐにその場から立ち去ることができるか，帰宅前にリカバリー室（回復室）＊に戻されるだろう。

＊リカバリー室（回復室）は本邦では一部の病院で備えられている。

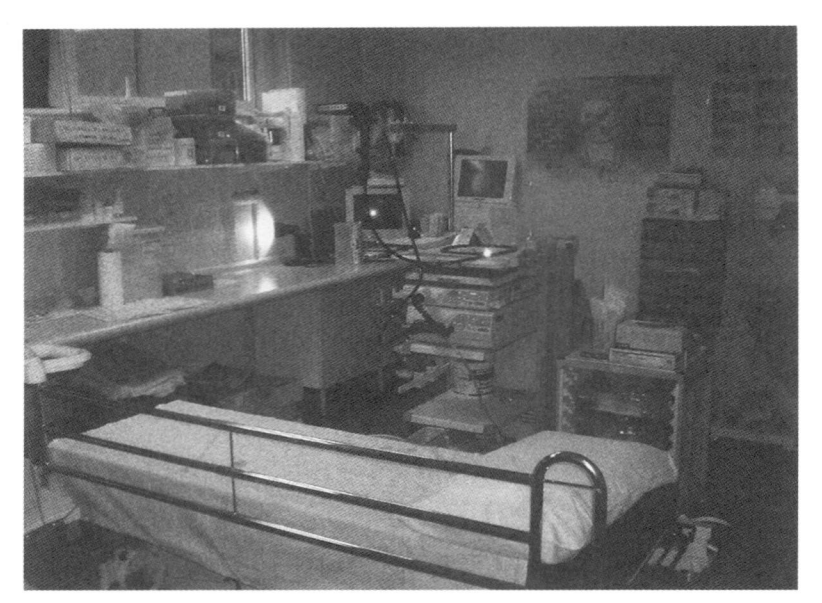

44　第5章　炎症性腸疾患の患者にはどんな検査が行われるか

図5.1　典型的な内視鏡室

(胃内視鏡検査：胃カメラ)

　胃内視鏡検査は食道，胃，十二指腸の検査である。それが時々OGD（食道・胃・十二指腸内視鏡検査）を指す場合もある。胃の食物や液体を確実に空にするために，事前に少なくとも4時間は絶食をする。検査は鎮静剤を使わずに実施する場合が多い。麻酔用ののどスプレーは，のどの背後を麻痺させるために使われるが，鎮静状態でのほうがうまく検査に耐えられる人もいる。できれば検査に臨む前に鎮静剤の利点と欠点について医師に尋ねるとよいだろう。

　胃内視鏡検査には5～10分の時間がかかる。生検が採られたとしても痛みはない。すべての検査と同様に，リスクが伴う可能性もあるので，事前に詳細な情報が患者に与えられる科がほとんどである。この検査で消化管に穴を開けてしまうリスクは，約10,000人に1人で極わずかと言われている。胃内視鏡検査の際に，たとえば狭窄（狭隘化）拡張などの別の処置が行われれば，リスクが高まることもある。確認のないまま検査が行われることはない。吸引（胃から逆流した液体が，肺に入る込むこと）と出血が極

まれに起こることもあるが，その場合には，入院が必要になる可能性もある。

(大腸内視鏡検査と軟性S状結腸鏡検査)

　大腸内視鏡検査は，内視鏡を肛門から大腸全長に挿入する。回腸の末端である小腸の終末部位に内視鏡を挿入することも可能である場合が多い。実際この検査のおもな目的が回腸の末端を見ることであるケースもある。腸にはたくさんの便が詰まっているので，検査の前にはきれいにしておかなければならない。そのため検査前，約48時間は特別食に従う必要がある。検査の前日は腸をすっかり洗浄するために，下剤を使用する。

　軟性S状結腸鏡検査は大腸の左側を検査する。この検査にも準備は必要である。大腸内視鏡検査と同じ準備をするところもあれば，単に事前に浣腸をするだけのところもある。活動性のIBDがある人には，軟性S状結腸検査や大腸内視鏡検査が準備なしに行われることもある。

　大腸内視鏡検査は約20～30分でできる簡単で直接的な検査であるが，検査がかなり難しく，さらに長い時間が必要になるケースもある。ポリープ切除などの，それ以外の処置が行われる場合にももっと長い時間がかかる（図5.2参照）。大腸内視鏡検査の最も重篤なリスクに，腸に穴を開けてしまうことがあり（穿孔），1,000回に1回の割合で起きると言われている。大腸内視鏡の間に腸に穴が開いてしまった場合は，手術が必要になる。大腸内視鏡検査が心配なら，事前に医師に相談しよう。

(小腸鏡検査)

　十二指腸の先の小腸は，どうしても内視鏡検査が届きにくい部位なので，さらに長い内視鏡を使って検査する。最近まで，小腸の入り口の1メートルを見るのは，必ず口から管を入れる方法であった。最近開発された技術＊でこれが変革された。いまや内視鏡検査で理論上小腸のすべての部位（すなわち口から小腸上部と肛門から小腸の下部）を見ることが可能になった。しかしこの処置には特別な設備と訓練が必要であり，現在わずかな専門施設で利用できるだけである。IBDの患者には滅多に必要にならない。

＊ダブルバルーン小腸内視鏡の普及により，本邦ではクローン病患者に対する狭窄部拡張を含めて多くの検査が行われている。

46　第5章　炎症性腸疾患の患者にはどんな検査が行われるか

ポリープ　　　　　　　　　　　　　　　腸壁

① 内視鏡から見えるポリープ

内視鏡

② ポリープの周りに配置された高周波スネア

③ 電気メスで切除されるポリープ

④ 把持鉗子で回収されるポリープ

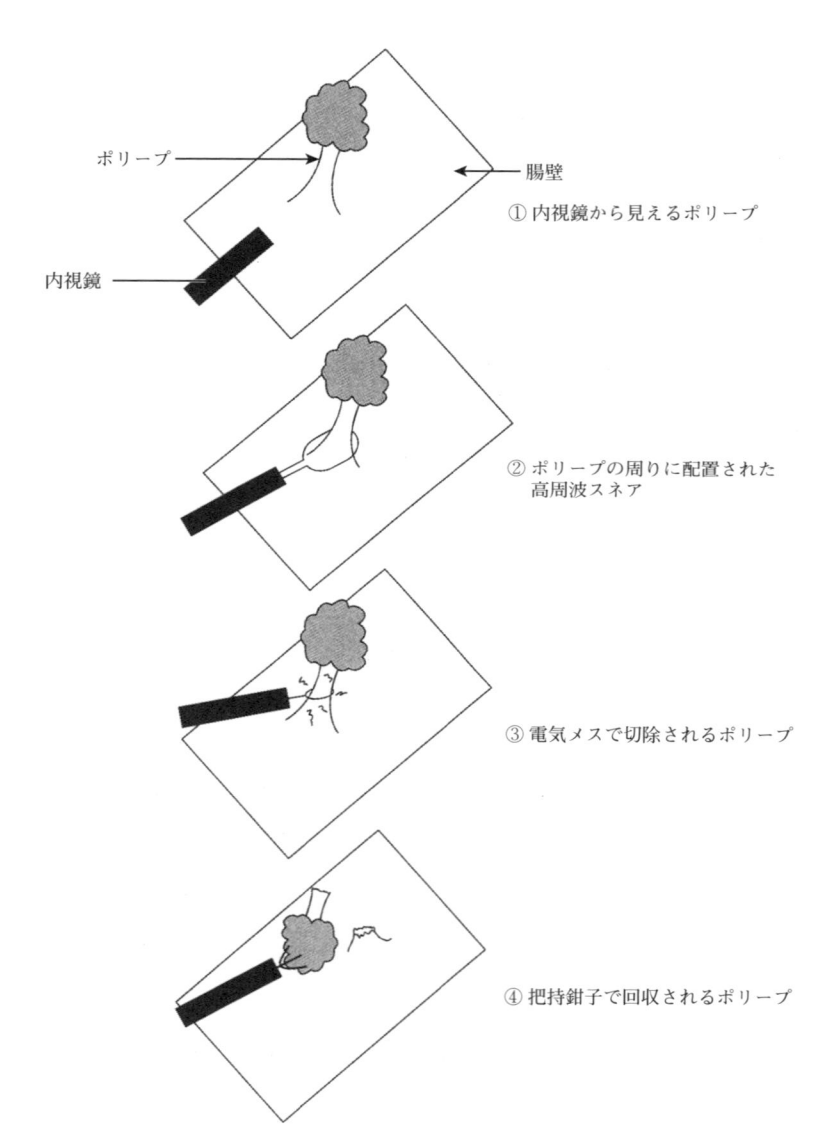

図5.2　内視鏡的ポリープ切除術

(硬性S状結腸鏡検査)

　硬性S状結腸鏡検査は，腸壁を見るために直腸に挿入するプラスティック製または金属製の細い管である．結腸を優しく空気で膨張させ，必要に応じて生検を採ることもある．すでに述べたような内視鏡検査とは異なり，この検査は診療室か病棟で行われる．管に柔軟性がないので，奥まで深く挿入することはできない．このテストの長所は，特別な予約なしでもすぐに実施できる点である．

(カプセル内視鏡検査)

　2000年に最初のカプセル内視鏡が使用された．手順は簡単．カプセルは小さなブドウの粒ぐらいの大きさで，楽に飲み込める人がほとんどである．腸を通り抜ける間，カプセルに内蔵されたカメラが，ウエストの周りに装着したベルトのセンサーに信号を送り，最後（バッテリーは約8時間持続する）に，映像がダウンロードされ，パソコンに映し出される．カプセル自体は便と一緒に知らない間に体外に排出される．しかしこの魅力的で新しい技術にも，潜在的な欠点がある．第1に新しいがゆえに，それに伴う経験が限られている．したがって所見が何を表しているのかを正確に読み取ることが難しいケースがある．たとえば，2，3の小さな小腸潰瘍は全く健康な人の多くにもみられるし，それらの重要性は不明である．幸い膨大な量の調査が現在進行中であり，この技術全体の経験が急速に増大している．第2の問題は，カプセル内視鏡は生検をとることができない上に，異常をじっくり見るための舵取りができない．カプセルの製造者は，この問題やそれ以外の問題にも一生懸命取り組んでいる．最後にいわゆる'自然排泄がない'，言い換えれば，カプセルが詰まるという問題がある．腸が狭窄していると，このような事態が発生しやすい．それゆえクローン病の患者ではこのリスクが高くなっている＊．残留したカプセルを取り除くために，外科手術が必要になることもあるので，事前にこの可能性については警告を受け，腸の狭窄を示唆するような症状がないかが確認されるだろう．

＊本邦においてクローン病患者に対するカプセル内視鏡は，保険診療適応外である．

(検査に鎮静剤を使用するべきか)

　この質問に対する答えは，3つの条件によって左右される。すなわち患者自身，なんの検査か，どこで検査を行うかである。しかし鎮静剤は全身麻酔とは違うことを忘れてはいけない。ほとんどの施設では鎮静しても処置の間，意識があるだろう。鎮静剤によってどんな反応が現れるかは全く予測不可能だし，人それぞれというだけではなく，同じ人でも状況によって異なる可能性がある。

　鎮静剤を使わずに検査することの利点は何だろうか。一番はっきりしていることは，検査が終了すればすぐに帰っていつも通りに過ごせるということである。それとは対照的に，鎮静剤を使用した後は翌日まで，車の運転，法的文書のサイン，重機の操作はしないように忠告される。鎮静剤を使わないで行う内視鏡検査のもう1つの利点は，処置の間や処置後まもなく内視鏡検査技師とすぐに会話ができるという点である。英国で一番よく使われている鎮静剤には，健忘効果，すなわち記憶に対して短時間作用する効果がある。検査後に言われたことを忘れてしまったり，極端なケースでは，検査をしたことさえ忘れてしまうことがある。

①検査

　鎮静剤なしで胃内視鏡検査や軟性S状結腸鏡検査に耐える人がほとんどである。実際鎮静剤より，のどのスプレーを使うことで上手に胃内視鏡検査を受けられる人もいる。大腸鏡検査は，軽い鎮静剤と少量の鎮痛剤を配合したものを使って実施されることが多い。まれに全く鎮静剤を使わずに大腸鏡検査を行う人もいるが，多くの人は腸内にガスがたまって苦しむ。我々は患者に快適さを保ちつつも，動いたり，話したりすること（内視鏡技師の多くは，検査の間，患者に技術的な理由から別の姿勢をとるように求める）ができる程度の覚醒レベルを保てる鎮静剤を使用するようにしている。過鎮静は内視鏡のリスクを高めるので，安全面にも配慮する。

②患者自身

　我々は1人1人違っていて，鎮静剤なしで処置に耐えられる人もいれば，鎮静剤を使用したほうがかなり快適だという人もいる。何か不安がある場

合は，それについて話し合うことが大切だ。できれば予約を取ってしまう前に相談するとよい。

③診療科
　診療科によっては，特別に要求しない限りどんな検査に対しても日常的に鎮静を行っている科もあるだろうが，英国では，患者が鎮静剤を使うか使わないかを選択するのが一般的である。しかし実情は診療科によって，また国によって大きく異なっている。

〈まとめ〉

　この章ではIBDの診断や管理に使われている多くの検査について述べた。一般的にどんな検査が利用できるかは病院によって異なり，特に新しい技術の場合はそうである。スタッフの経験や技量によって，ある病院でベストな検査が，別の病院ではベストとは限らないということを十分理解しておくことが大切だ。医療チームは最小限のリスクと不快感で，最善な情報が得られそうな検査を勧めるだろう。検査をする理由が明確な場合もあるが，そうでない場合もある。なぜその検査をするかが納得ができなかったり，代わりの検査があるのかを知りたい場合は，医療チームに質問してみよう。

第6章　IBD 医療チーム

> **キーポイント**
> - 炎症性腸疾患は，さまざまな医療専門家が関わる複雑な疾患である。
> - チームには専門医，開業医（GP），ナース（看護師），栄養士，心理学者，カウンセラーなどが含まれる。
> - すべての患者にチームの全員が投入されるとは限らない。

炎症性腸疾患（IBD）の診断と治療には，多くの専門家が関係するだろう。IBD 患者の治療方法には，多方面の専門家からなる医療チームの形態が取られる（べきである）。

医療チーム
- 消化器内科医
- 外科医
- 開業医（GP）
- 消化器病学／外科医療実習生
- 病棟医師と看護師
- IBD ナース
- 放射線医師
- 病理学者
- 栄養士
- 心理学者またはカウンセラー
- 薬剤師

● 治験ナース/フェロー

　チーム内のどの専門家がどの時期に治療に当たるかは，症状の善し悪し，入院か在宅か，必要になる検査または治療，手術，あるいは単にアドバイスや情報が必要なだけなのかによって異なる。

〈それぞれの専門家の役割〉

　ここでは，患者が出会うそれぞれの専門家の役割について順番に述べる。

(開業医：GP)

　IBDが発病した時にまず相談するのは，英国ではGPとして知られているプライマリーケア医師だろう。平均的なGPは一握りほどのIBD患者に遭遇するだけだろう。このように，GPがIBDの専門家であることは期待できない。したがってIBDが疑われたらただちに，専門医に診てもらえるよう，その地域の病院に紹介しようとするはずだ。その場合はおおむね外科医ではなく，消化器内科医ということになる。

(消化器内科医)

　胃腸疾患を専門とする医師のことである。この医師がIBDの治療を専門に担当し，チームリーダーとなる。診断の後で，少なくとも1年に1回個人的に診察してもらう消化器内科医を決める。IBDは生涯にわたって持続する疾患なので，専門医とは長年の付き合いになり，彼らと信頼関係を築くことが望まれる。大きな病院ではIBDの専門医が2，3名おり，一緒に働いている。

(大腸外科医)

　IBD患者の手術を専門とする外科医である。消化器内科医は外科医と緊密に連携しながら働き，病気で手術が必要になった時は，消化器内科医が患者を外科医に紹介する。手術の時期は外科医チームが治療を引き受け，回復したら再び消化器病チームが治療を担当する。

(ジュニア医療チーム)

それぞれの専門医は一緒に働く研修生のチームを持っている。これには医療実習生とフェロー（消化器科医と外科医になるための訓練をしている資格を持った医師）と病棟医師が含まれる。英国では病棟医師は現在基礎研修医（以前はインターンとして知られていた）として知られている。このチームは外来と病棟の両方で治療を担当する専門医と一緒に働く。

(放射線医師)

放射線医師は，X線やCTを用いた画像診断を専門とする医師である。消化器病学チームは，特に腸疾患に詳しい放射線医師と一緒に働くことが多い。放射線医師は，どの画像が病気の診断や評価に役立ちそうかについてチームに助言してくれるだろう。さらにCTから得られた画像の解釈も行う。X線の透視下で，膿瘍に排膿チューブを置くというような特別な処置を引き受けることもある。

(病理医)

病理医は，顕微鏡を使って検体を調べる医師のことである。IBDの場合，生検，つまり内視鏡検査か大腸鏡検査で腸の内壁から採った小さな組織片を見ることを意味する。病理医が生検を調べられるようになる前には，非常に特殊な方法による準備が必要になるため，結果が出るまでに数日がかかる。病理医は，炎症が潰瘍性大腸炎によるものか，クローン病によるものかが疑われる場合，特に診断を確定するという点で重要な役割を果たす。

(IBD専門ナース)

専門ナースの役割については，7章でさらに詳しく述べる。しかしここでもIBDナースが多くのIBD患者の管理において，極めて重要な役割を果たしていることに言及する価値がある。IBDが発病してしばらくすると，再発の症状や兆候に気付くのがうまくなる。症状に気づいた時にどうすればよいかは，患者自身，開業医，IBDナース，消化器内科医によって異なっている。ぎりぎりになってどうするか決めるよりは事前に計画を立てて

おくほうがよい．このような状況の中で最初に相談にのってくれるのが，多くの病院の場合IBD専門ナースである．彼女（または彼）はアドバイスをしたり，必要な場合はIBD外来やGPとの緊急の予約を調整してくれるだろう．

（心理学者またはカウンセラー）

体調が悪いと，身体症状から不快になるだけでなく，驚きや動揺を経験することも多い．「どうして自分が？」と思うのが普通である．IBDは腸に発症するので，症状を親しい家族や友人にも相談しにくいという人が多い．心理学者やカウンセラーは，病気に対する気持ちを理解させてくれる．病気の心理面を克服する方法を見つける手助けができるかもしれない．初めて慢性疾患と診断された時は，落ち込んだり，怒りをおぼえる人が少なくない．緊急手術をしなければならない時や，症状を受け入れる時間が十分ではない時は，特にそうである．このような場合心理学者やカウンセラーに相談すると，状況が改善することがある．これによって医師や病院を訪ねる回数が減り，症状が改善する可能性さえある．

対人関係，性行動，身体的イメージ（たとえば手術の傷跡とか回腸切開術などに伴う）に関して，特別な悩みを抱えている人もいる．その場合は訓練を積んだカウンセラーに相談することが功を奏する可能性がある．

（薬剤師）

IBDの治療薬は地域の薬局か病院で調剤してくれるケースがほとんどだろう．

病院の薬局には，消化器症状の患者を担当する薬剤師がいるはずである．したがって彼らにはIBDのために特別に使用される薬についての経験があり，質問に回答できるはずであり，薬剤についての情報を提供することができる．薬剤に関して特別な不安がある場合には，処方箋をもらう際，薬剤師に薬について相談したいと頼んでみよう．

IBDに使用される薬剤の中には，血液検査で定期的にモニタリングしなければならないものもある．これは薬局，IBD外来，臨床のIBDナース，あるいはGPによって実施される．血液検査を定期的に行い，誰かに結果

〈栄養士〉

　IBDは胃腸の病気なので，食事が症状にどのように影響するかについて心配する人が多い。IBDにおける食事の役割については，12章でもっと詳しく述べる。IBDで特別な食事療法が必要なら，栄養士に相談するとよい。栄養士は普段の食事について見直して，栄養所要量を評価してくれる。相談中に，症状を悪化させる食べ物が明らかになることもある。栄養士は健康的な食べ方や，なぜ特定の食べ物で具合が悪くなるのかについてアドバイスしてくれるだろう。栄養士は体重の問題についても手助けできるかもしれない。

〈IBD 外来〉

　消化器内科医，特に大病院の消化器内科医は，通常IBD患者のために特別な外来を設けている。外来では通常多くの医療チームのメンバーに診てもらうことができるので，それが患者にとっての利点となっている。したがって医師以外に看護師にも会う必要がある場合は，簡単に調整してもらうことができる。

　IBDは突然再発するので，ほとんどのIBD外来には体調が悪くなった時にチームのメンバーと緊急に連絡が取れるシステムがある。これによって，決められた予約通りに待つ必要がなくなり，次の診察のために緊急の予約を取ることができる。

〈外来で予測されること〉

　外来は通常週に1回開かれているため，予約はいつも同じ曜日になる。予約で外来を訪れた時，受付で予約を取ったり，体重を量ったりする間に，医師や看護師から診察室に呼ばれるだろう（外来の混み具合によって異なる待ち時間の後で）。外来にくる患者の数からして，主治医がすべての患者を毎回診察できるとは限らない。診察してくれる医師は医療チームのメンバーになることもある。たとえその医師と面識がなくても，彼らはあな

たに関するすべての記録を持っているはずだ。主治医は外来の別の部屋にいる場合が多い。症状が複雑である時は，いつでも意見を求めることができる。

　初診時には，まず症状の詳しい経過とその背景が聴かれることになる。医師は最近の症状や既往歴，手術などについて質問するだろう。飲んでいる薬はすべて把握しておく必要がある。できれば服用している薬とその用量のリストを持っていくとよい。おそらく職業や家系にみられる何らかの病気についても尋ねられる。病歴を聴いた後に診察を行う。医師は台の上に横になるよう求めるだろう。診察には，両手や口の中を見たり，心臓，肺，もちろん腹部の触診などが含まれる。

　最後に直腸検査と硬性Ｓ状結腸鏡検査が診断の助けとして必要になる可能性がある。この検査は特別な準備なしで検査台に横になりながら実施され，特に出血などの腸の問題を抱えた人には必ず行われる。

直腸検査とＳ状結腸鏡検査を受けること

　患者には検査の同意が求められる。検査中は医師に看護師が付き添う。看護師がいなくて，誰かがいてくれたほうが落ち着く場合は，そうお願いしよう。左側を下にして横になり，下衣と下着を脱ぐように言われる。それから丸まった姿勢がとれるよう，膝をお腹のほうに曲げる。医師は背後に立ち，優しく肛門周辺の部位を調べる。ゼリーで肛門をなめらかにしてから手袋をした指を肛門から直腸の部位に優しく挿入する。これは少々不快で，困惑してしまう人もいるだろうが，痛みはないはずである。直腸検査によって，医師は直腸下部に異常を感じとることができる。指を抜き取って，手袋から出血や膿の状態を点検する。次には多量のゼリーと一緒に肛門からＳ状結腸鏡が挿入される。Ｓ状結腸鏡が肛門管を越えるとライトが付けられ，医師が直接内視鏡を見て，直腸の内壁を調べることができるようになる。よい画像が得られるように，若干の空気が直腸を膨張させるために管からゆっくりと入れられる。これは直腸にたまったガスのような感じがするだろう。硬性Ｓ状結腸鏡検査の間，ときどき管に鉗子を取り付け，腸の内壁の一部をつまんで，直腸の内壁から生検のサンプルを採取する。

> これにより，少し突っ張るような感じがするかもしれないが，痛みはない．その後，管は肛門管から引き抜かれる．それと一緒に挿入された空気の一部が出ることもある．全検査には約2分かかる．

　IBD患者には手術が必要になることもあるため，消化器内科医と外科医が一緒に運営しているIBD外来が多い．必要な時はその場で外科チームから意見を聞くことができる．
　診察の最後に，臨床検査が必要になることがある．血液検査は通常その日に実施され，結果は翌日か2日後までに，主治医に戻される．通常X線，大腸内視鏡検査，CTは予約する必要があり，予約内容の詳細が郵送されてくるだろう．受付で次の外来予約もしなければならない．
　いつかは内視鏡検査が必要になるIBD患者がほとんどである（5章参照）が，検査は医療チームのメンバーが行うとは限らない．普通は主治医から結果を知らされた消化器内科医，外科医，または看護師施行内視鏡によって実施される．

〈病棟で予測されること〉

（医師）

　入院時に最初に顔を合わせるのが，チームの研修医だろう．研修医は病院のノートにあなたについての詳細を記録し，血液検査やX線検査を調整し，毎日経過を調べたり，主治医に報告したりする．主治医は週に2回決められた時間にチームと一緒に病棟を回診する（たとえば，X医師は月曜日の午前9時と火曜日の午後2時に病棟の回診をする）．回診の最初の患者があなたとは限らないので，時間がかかったとしても心配することはない．忘れられてしまっていることはまずないのだから！　主治医がたとえば外来前の午前早くとかの別の時間に突然現れることもある．特別な問題がなければ，週末にはこないかもしれないが，主治医がこられない日には，チームの研修医が見にきてくれるだろう．

（看護師）

　シフトごとに治療を担当してくれる自己紹介が必要な看護師がいる。入院当初に看護師はさまざまな情報を一通り伝えてくれる。看護師は患者についての詳細を聞き，トイレの位置や緊急時にはどうすればよいかなど，病棟の配置がよくわかっているかを確認する。1日に数回看護チームのメンバーが経過観察のためにベッドまでやってくる。脈拍，体温，血圧を観察し，体重や尿量などそれ以外のことを調べることもある。結果は表に記録し，ベッドの端に保管しておく。'便チャート（表）'もつけるように言われるだろう。これは排便回数の記録である。チャートにはトイレに行った時間，出血はあったかどうか，便が液体だったか固体だったかを書き込む。

（その他）

　病棟薬剤師が入院中少なくとも1回は訪ねてきて，薬について一通り確認するだろう。毎日お決まりの血液検査をするためにやってくる採血士ともおそらく顔を合わせることになる。ポーター（雑役係）が検査のために別の診療科に連れていこうと呼びにくるかもしれない。主治医や看護師が助けになると判断すれば，理学療法士，作業療法士，栄養士，ソーシャルワーカーなどの他の病棟チームのメンバーにも会うことになる。入院中意見を言うために，それ以外のコメディカルと面会することもある。その場合は，コメディカルのチームにも会うことになるだろう。

医学生

　大学付属病院であろうとなかろうと，医学生に何らかの教育を施している病院がほとんどである。医学生は普通特定のチームに付いて，回診や外来診察室に立ち会い，手術や検査（内視鏡検査など）も観察し，採血したり，点滴を刺したりなどの病棟の簡単な処置を手伝うこともある。入院患者なら，医学生が病歴を聴いたり，診察をしたりするのが気にならないかについて当然聞かれるはずであり，それに同意する義務はない。しかし患者を診て，特定の疾患について学ぶことは，すべての医学生にとって必要不可欠なことである。あなたにとっても

> 書物からは学べないIBD患者の見通しを提供する機会になる。医学生に診てもらう患者がいなくては，将来の医師を育成することはできない。医師は皆，かつては医学生だったのだから。そうは言っても，どうしても医学生と顔を合わせる気がしないか，単に会いたくない場合は，はっきりとそう言おう。きっと理解してもらえる。

ほとんどの病棟では友人や親戚がこられるように，通常午後に面会時間が設定されている。この時間帯は一般的には外出することができない。この時間は患者が休息する時間である。病棟のスタッフにとっても，病棟が比較的空いている時間は仕事がはかどりやすい。

〈まとめ〉

チーム1人1人のメンバーが果たすべき役割は，相互の医療サービスをスムースで連携し合うものにすることである。IBDは複雑な病気なので，多くの専門家による質の高いケアと治療を保証することが必要になる。医療チームの構築とそのメンバーと患者のコミュニケーションがIBDの管理には不可欠である。

第7章 IBDナース

Della Hughes and Sue Catton IBD Nurses,
Southend University hospital NHS Trust *

> **キーポイント**
> - IBDナースは比較的最近の新しいコンセプト（概念）である。
> - IBDナースはさまざまな役割を担っている。医師が行うものと重複する仕事もあり，補助的な仕事もある。
> - 分野を超えた専門性が要求されるIBDナースもいる（たとえば内視鏡専門ナースあるいは栄養専門ナース）。

　IBDナースは比較的新しいコンセプト（概念）である。1990年代に英国で最初のIBDナースが任命された。それ以前はIBD患者に必要なケアはまだ不充分だと考えられており，IBDナースの導入には，こうした問題を提起するという目的があった。

　結果的にIBDナースの役割は急速に進化している。IBDナースが果たしている役割は，地域の要請によって，あるいは病院ごとに異なっている。さらにIBDナースは複数の専門をかけ持つ専門看護師として働いているケースもあるので，多くの患者グループを支援することになる。このような多様性にもかかわらず，拠点がどこであろうと，IBDナースは本質的には同じサービスを提供することを目標としている。

　さらにIBDナースに対してさまざまな名前が使用されている点が，問題を複雑にしている。ナースプラクティショナーと呼ばれている人もいれ

＊この章は日本にはまだ導入されていないIBDナース2人によって執筆された。

ば，臨床専門看護師と呼ばれている人もいる．もちろん，結局はすべて IBD ナースのことである．

〈IBD ナースの役割〉

IBD ナースの基本的な役割は，診断時に限らず，問題が生じている期間を通じて患者とその家族を支えることである．よい時も苦しい時も，精神的な支援だけではなく，実用的で専門的なアドバイスを提供することを目指す．IBD ナースは多様な役割を担っている．

IBD ナースが果たす役割
- 文書や教育的な資料を提供すること
- 精神面の支援を行うこと
- 電話によるアドバイスをすること
- 他の医師，外科医，患者の世話をする人と連絡を取り合うこと
- 単独で，または医師と連携して外来で患者と面会すること
- 外来との緊急な連絡を取り次ぐこと
- 入院患者を支援すること
- 注射（点滴）外来を運営すること
- 薬の管理をすること
- 免疫抑制剤の経過観察とモニタリングをすること
- たとえば胃内視鏡検査，軟性 S 状結腸鏡検査，大腸内視鏡検査を計画したり，実施すること
- IBD 患者に結腸直腸癌スクリーニングを調整すること

〈IBD ナースの支援内容〉

最初に IBD ナースに会ったのは，診断時か，その直後であったかもしれない．さまざまな心配事や質問が渦巻く大変な時期だっただろう．この時の IBD ナースの役割は，診断や治療法を理解してもらうために必要な

情報を提供することや，診断の意味を受け入れられるように手助けすることである。家族には患者とは別の視点からの質問があることが多いので，患者は家族も話し合いに立ち会ってほしいと思うかもしれない。病気の理解が深まれば，家族も積極的に協力してくれるようになるだろう。国立炎症性腸疾患協会（NACC）のような支援グループから詳しい連絡方法やウェブサイトアドレスだけではなく，文書の形で情報を教えてもらえるかもしれない。しかし情報やアドバイスが必要になるのは，診断の時期だけに限らず，長く持続する傾向が高い。IBDナースは診断された直後であろうが，診断されて30年経っていようが力になってくれる。アドバイスをしてもらう最も簡単な方法は，電話のヘルプライン（相談窓口）を利用することである。

（アドバイスライン：電話相談）

このサービスはIBDナースの献身によって病院ごとに異なっている。それは一般的には予約の合間にアドバイスや情報を求めることができる連絡番号である。アドバイスラインとは，IBDに伴う問題や心配事が発生した時に，いつでも即座に連絡が取れるという発想に基づいている。メッセージを残さなければならない場合も多々あるが，すぐにナースが電話を返してくれるだろう。

IBDナースに話せば，電話越しに問題の解決策が得られるか，必要とあればクリニックでの面会を調整してくれる。あなたの代わりにIBDナースが病院の消化器内科医，GP，他の医療専門家と連携してくれるだろう。全体的な目的は，病気が再発した際に，効果的な治療法をアドバイスできるよう，すべてのIBD患者と素早く連絡がとれるようにすることである。

患者の視点

ほとんどの患者は，IBDナースが提供してくれるサービスに大変満足し，IBDナースはチームにとって不可欠な一員であると感じていることが患者向けの調査の中で証明された。以下はある患者のIBDナースに対する思いである。

> '私が初めてIBDナースを紹介された時，彼女からカードを手渡され，「アドバイスやサポートが必要なときは連絡してね」と言われました．心配な時は，彼女に電話して，話ができることがわかり，心底安心しました．彼女が慰めてくれる言葉，アドバイスや支援は，長年私にとってなくてはならない大切なものになっています．'

〈患者外来〉

　再診のため来院した際，気付く人が多いように，患者は毎回面識のないスタッフと顔を合わせることになるかもしれない．それは研修医の場合は6ヵ月ごと，あるいは1年間ごとに入れ変わる傾向があるためである．ナース主導のIBD外来を導入することで，患者は毎回お馴染みの顔に会えるようになる．長年の間に看護師と患者はお互い顔見知りになっていく．これによって診察がさらに充実したものになり，不安が少なくなる人もいる．ナース主導外来のさらによい点は，往々にして看護師がそれぞれの患者にもっと長い時間を割けるようになることであり，心配事についての相談にも十分な時間を取れるようになる．

〈薬物治療と免疫抑制剤をモニタリングすること〉

　どんな処方薬でも副作用が起きる可能性がある．IBDナースは副作用に気を配ったり，薬の管理に豊富な経験があり，副作用を最小限に抑える方法をアドバイスできるケースが多い．同様に，薬を飲む理由や飲むべき用量がわからない時は，IBDナースが明確な回答を示してくれるだろう．

　IBD患者の多くは免疫抑制剤を服用している（8章参照）．これらの薬には副作用をモニタリングするために定期的に血液検査をする必要である．IBDナースが担う役割の1つは，このような薬のモニタリングを管理することである．多くの病院には免疫抑制剤に関するアドバイスシートがあり，IBDナースはそれを患者に手渡したり，免疫抑制剤がどう作用するかなどについて教えてくれるだろう．

〈注射(点滴)外来〉

　生物学的製剤で治療を受けるIBD患者の数が増加している(8章参照)。インフリキシマブは生物学的製剤の1つで,普通は病院で静注投与される。'点滴外来'を組織し,運営しているのは,IBDナースであるケースが多い。他の薬(鉄など)や血液なども点滴外来で投与される。

〈内視鏡検査〉

　胃内視鏡検査,軟性S状結腸鏡検査,大腸内視鏡検査などの内視鏡検査の訓練を受けているIBDナースも多い。そのためIBDナースはIBDの診断や再発の評価に関わることができる。患者にとっては内視鏡科でお馴染みの顔に出会える機会が増えることになる。

〈結腸直腸癌スクリーニング〉

　13章で述べるように,潰瘍性大腸炎や大腸のクローン病患者は,結腸大腸癌になるリスクが高くなっている。前癌病変や早期癌を発見する機会を増やすために,大腸内視鏡サーベイランス検査が,大腸癌になるリスクが高い患者に実施される。このサービスの調整も,IBDナースが担うことが多い役割の1つである。

〈まとめ〉

　IBDナースの全般的な目的は,入院患者であろうと外来患者であろうと,患者が最も必要な時にその場にいることである。IBDナースは治療を行う医療チームと連携しながら,経験や専門的知識に基づいた実用的なアドバイスの提供を目指す。IBDに対処する上で,人生がもっと楽になるような行き届いた支援を提供したいと望んでいる。

第8章 炎症性腸疾患の治療法

> **キーポイント**
> - 炎症性腸疾患の治療には多種多様な薬が使用されており，IBD患者のほぼ全員が，症状に応じて薬を服用している。
> - 薬は活動期の病気の治療と，非活動期には再発防止に使用される。
> - 薬は病気の治療に使用されるだけではなく，症状の管理にも使用される。

　炎症性腸疾患（IBD）患者は皆，症状を管理するために薬を使用している。IBDの治療に利用できる薬の幅は広がってきている。クローン病と潰瘍性大腸炎両方の治療に使われる薬も数多いが，それぞれの疾患を治療するために特別に使用される薬もある。治療の目的は，緩解導入を目的とするもの（病気をコントロールしようとするもの）と，緩解維持を目的とするもの（コントロールの状態を維持しようとするもの）に分類することができる。

〈投与経路〉

　IBDの薬は，さまざまな経路から投与されている。経口で（口から），注射で（皮下に，筋肉に，血管に）または直腸から（肛門から）投与される。投与方法が1つしかないという薬もある。たとえばインフリキシマブの場合は，静脈内投与しなければならないが，それ以外のものは，複数の違った方法を用いることができる（**表8.1**参照）。たとえば5-アミノサリチル酸（5-ASAs）は，経口投与と注腸投与の両方が可能である。

表 8.1　IBD に使用される薬剤の投与方法

薬剤	経口	肛門（浣腸または座薬）	皮下または筋肉注射	静脈注入
5-アミノサリチル酸	✓	✓		
ステロイド	✓	✓		✓
抗生物質	✓	✓		✓
アザチオプリン, 6-メルカプトプリン	✓			
メトトレキサート	✓		✓	
インフリキシマブ				✓
アダリムマブ			✓	
シクロスポリン	✓			✓

チェックはこれらの薬剤が通常 IBD の人に投与される経路を示している

〈5-アミノサリチル酸〉

5-ASA は IBD の治療に一般的に使用されている。IBD に対するその効果は，偶然に発見された。5-ASA が含まれているスルファサラジンという薬は，もともと炎症性関節炎の患者を治療するために開発されたものだった。関節炎で薬を服用していた IBD 患者の中に，IBD が改善してきたことに素早く気づいた人がいて，新しい型の薬が IBD の治療に利用できるようになった。

(なぜ 5-アミノサリチル酸を服用するのか)

5-ASA は軽症から中等度の潰瘍性大腸炎に有効な治療薬である。それは活動性の疾患だけではなく，病気がコントロールされている場合は，緩解維持にも役立つ。IBD 患者における 5-ASA のもう 1 つの利点は，大腸癌になるリスクを下げる可能性があるというものである（13 章参照）。したがって現在では 5-ASA を生涯服用し続けることを推奨する医師が多い。

おそらくクローン病患者の中にも 5-ASA が有効な人がいるはずだが，

大規模試験によると，5-ASA はクローン病では潰瘍性大腸炎ほど効果がないことが示唆されている．にもかかわらず 5-ASA は安全で，よく忍容されているので，軽症のクローン病患者に使用されるケースが多い．5-ASA はクローン病患者の大腸癌へのリスクも下げる可能性がある．手術後クローン病の再発を抑えるために 5-ASA を使用することもある．さらに，小腸を切除した経験がある極少数の患者にとっても有効のようである．

5-ASA 薬の欠点の 1 つは，服用する錠剤の数にある．幸い病気がコントロールされれば，用量を減らすことができることが多い．新薬の中には，1 日に 1 回の服用だけでよいものもある．

> **英国のおもな 5-アミノサリチル酸含有薬とその商標名＊**
> スルファサラジン：サラゾピリン®
> メサラジン：アサコール®，イポコール®，メスレン®，ペンタサ®，
> 　　　　　　サロファルク®
> バルサラジド：コラジド®
> オルサラジン：ディペンタム®

(5-アミノサリチル酸の異なる型)

前述の 5-ASA を含む多くの経口薬がある．錠剤によって腸内での放出方法が異なるため，小腸の病気の人に適したものもあれば，大腸炎の人に有効なものもあれば，遠位の疾患に有効なものもある．さらに詳しく説明するために，薬の放出方法について簡単に説明しよう．

(スルファサラジン，バルサラジドとオルサラジン)

スルファサラジンの有効成分は 5-ASA である．この薬剤は化学的にもう 1 つの化合物と結合しており，結合が解けるまで 5-ASA は不活性である．スルファサラジンの結合を解くには細菌が必要なので，多くの細菌がいる大腸に達するまで薬は活性化しない．そこで結合が壊され，5-ASA

＊本邦では，サラゾピリン®，アサコール®，ペンタサ® が使用されている．

が解き放たれる。バルサラジドとオルサラジンも同じ方法で放出される。それゆえこれらの薬は大腸の炎症を治療するために使用されている。

(メサラジン)

メサラジン（メサラミンとしても知られる）は，5-ASAそのものである。薬が不活性状態のままであること，あるいは狙った場所に達する前に吸収されてしまうことを防ぐために，製薬メーカーはさまざまな運搬システムを工夫してきた。1つは，特定のレベルの酸度（pH）でのみ分解する保護膜の中に薬を入れる方法である。この技術はpHが腸内のそれぞれの部位によって異なるという特性を利用している。アサコール®，イポコール®，メスレンMR®，リアルダ®，サロファルク®は，小腸の終末部位と大腸に薬を運ぶのにこの方法を用いている。第2の運搬方法は，ペンタサ®錠剤と顆粒，サロファルク®顆粒に活用されている。これらは腸全体の定常流の中で成分を解き放つ。

(どのアミノサリチル酸を服用するべきか)

作用する部位以外では，型は違ってもこの薬の差異は，比較的少なく，結局のところすべて同じ有効成分が含まれている。約20％の人がスルファサラジンを忍容することができないことから，世界のほとんどの国ではこの薬はもはや第1選択薬ではなくなっている。というのは，5-ASAはサルファ剤を含む化合物と結合しており，人によってアレルギー反応や副作用が起きるためである。しかしスルファサラジンは，他の薬よりも低価格なので，服用が可能かどうかを全患者で確認するために，この薬を最初に使用している国もある。スルファサラジンは関節炎やIBDの患者にも使用される場合が多い。スルファサラジン開発の歴史を思い起こしてみれば，驚くべきことではないはずだ。

どういう訳か，5-ASAの特定の型が別のものよりよく効くという人がいる。したがって服用している5-ASAがあまり効かないようなら，別の薬を試してみるのもよいだろう。

（投与経路）

　5-ASAは経口，または直腸局所療法で投与することができる。浣腸や坐薬は炎症の部位に直接薬を運ぶことができるので，直腸の炎症を治療するのに非常に有効な方法である。浣腸や薬剤を2～3日毎に使用するだけで，再発を防ぐことができる人もいる。活動性の高い疾患においては，局所的な治療法と錠剤を併用する人が多い。

（副作用）

　約20％の患者は，副作用あるいはアレルギー反応のためにスルファサラジンを忍容することができない。スルファサラジンによって発生する副作用には，頭痛，悪心嘔吐，湿疹が含まれる。男性では精子数が減少することもある（16章参照）が，薬を止めれば改善する。

　それ以外の5-ASA製剤には副作用がほとんどなく，充分に忍容されているものが多い。滅多にないが重要なのが，5-ASAそのもので下痢が起きることである。非常にまれな副作用としては，膵臓，肝臓，腎臓の炎症がある。唯一必要なモニタリングは，年に1度の血液検査である。スルファサラジンにはさらに定期的な血液検査が必要である。

炎症性腸疾患と共に生きること：浣腸の使用

　浣腸が使えるかどうか悩む人がいる。ほとんどの人は1人で上手に浣腸することができるが，たとえばパートナーなどから（あなたと相手がかまわないなら），助けてもらったほうがうまくいくという人もいる。それが液体浣腸か発泡浣腸かによっても若干異なるが，どんな浣腸にも使用法についての説明書が付いている。

　一般的な指示には以下のものが含まれる。

- 必ずノズルにゼリーをつけて滑らかにする。
- 先端を優しく挿入する。
- 浣腸をした後は，左側を下にして横になる。これによって浣腸が大腸に広がり，できるだけ多くの薬を保持することができる。
- 浣腸をした後はすぐにトイレに行かないように我慢する。しかし行

> かなければならない時は，あまり心配しなくてもよい．一部はまだ体内に残っているだろうから．
> - 直立した状態で浣腸を保持するのが難しい人もいるので，夜，これから寝ようとする時に浣腸を使う．

〈ステロイド〉

　ステロイド（またはコルチコステロイド）は，長年IBDの治療に使用されてきた．ステロイドは強力な抗炎症薬である．それらはボディービルダーやスポーツマンに時々誤用されるタンパク同化ステロイドとは別のものである．ステロイドは非常に効果が強く，使用後すぐに症状が改善するIBD患者がほとんどである．残念ながらそれには重大な欠点がある．ほとんどの場合は，その薬で症状を長期間コントロールし続けることができない．さらに重大なことに，ステロイドには潜在的に深刻な副作用があるため，12週間までの短期間で使用されている．

（投与経路）

　ステロイドは錠剤，注射，あるいは局所的には注腸投与する．経口ステロイドで効果が現れないか，病気の活動性が強い場合は，経静脈的ステロイドを用いる．静脈内へのステロイドの投与は病院でのみ実施される．

（副作用）

　短期的なステロイドの使用で，体重増加，体液貯留（むくみ），食欲増進あるいは血糖レベルの上昇などの副作用が発生することがある．まれにステロイドで精神病やうつ病のような重症の精神疾患を発症する人がいる．ステロイドによって誘発される不眠症は，朝一番に服薬することで防ぐことができる．

　ステロイドで感染症が起きやすくなる．IBDの治療に使われている多くの薬と同じで，それは免疫組織を抑えることによって作用する．免疫組織の働きは，感染と戦うことだが，1章で概要を述べたように，IBDにみら

れる炎症とも関係がある。

　骨が瘦せること（骨粗鬆症を発症させる可能性がある）は，一般の人よりIBD患者（特にクローン病）に高い確率で発症する（13章参照）。ステロイドでこの問題が悪化してしまうことがあるのでステロイドを服薬している人には，これを防止するために一定の量のカルシウムとビタミンDのサプリメントが処方されるケースが多い。

　ステロイドは2つの理由から突然止めるのではなく，ゆっくりと漸減していく必要がある。第1にステロイドを突然止めてしまうと，急な再発のリスクを高めてしまう可能性がある。第2にもっと重要なこととして，ステロイドは私たちの副腎から産生される，それなしでは生きられない大切なホルモンである。2〜3週間以上の長期間の治療薬にステロイドを使用することで，副腎からの自然産生が抑えられてしまい，ステロイド薬を突然離脱してしまうと，体はステロイドが全くない状態に陥る可能性がある。これによって生命が脅かされることがある。用量をゆっくりと漸減することで，体に再び自力でステロイドを産生し始める時間を与えることができる。

　したがって，決してステロイドを突然に打ち切ってはならない。減量方法をしっかりと理解することが大切である。どんな症状であれ，患者を診察している医師，歯科医，看護師の全員が，ステロイドを服用していることを知っていることが大切だ。これを説明するためのステロイドカードを薬剤師が渡してくれることもある。

　ステロイドを長期間使用することで，これ以外にも副作用が起きることがある。短期的に時々使用する程度であれば，そのほとんどを避けることができる。ステロイドが頻繁に必要になる時は，'ステロイド温存'薬が長期的な副作用のリスクを下げるために必要になる。それらについては以下に述べる。

〈免疫抑制剤：アザチオプリン，6-メルカプトプリン，メトトレキサート〉

　名前からもわかるように，これらの薬は，免疫組織を抑えることで作用

する。したがって病気を5-ASAsでうまくコントロールできなかったり，ステロイドを繰り返し使用しなければならない人に使われる。これらの薬は長期投与（数ヵ月というよりは数年）され，生涯必要になる人もいる。遅効性で，充分な効果が現れるまでには数ヵ月かかることもある。緩解導入というよりは緩解維持のために使用されることが多い。

（投与経路）
　アザチオプリンと6-メルカプトプリン（6-MP）は錠剤で服用する。メトトレキサートは週に1回錠剤か，皮下注射または筋肉注射で投与する。簡単に打てるようになる注射で投与したほうがメトトレキサートはよく効くという人もいる。

（副作用）
　免疫抑制剤は一般的にはよく忍容されていて，全く副作用が現れない人が多い。アザチオプリンと6-MPは，効果については全く同じ薬である（アザチオプリンは体内で6-MPに変化する）。重症な副作用としては白血球数の抑制，肝臓の異常，膵炎がある。実際アザチオプリンか6-MPを服薬しているほとんどの人に，全く問題はないのだが，わずかに白血球数の減少がみられる。しかし白血球数が危険なレベルまで減少してしまうケースもある。これによって体が感染と正常に戦うことができない状態となり，危険になり得る。アザチオプリンと6-MPで肝臓に炎症が起きることもある（初期の段階では症状が現れない）。膵炎を発症することは滅多にないが，上腹部に強烈な痛みが起きる。幸いこうした副作用のすべては薬を中止すれば改善する。しかし重症な場合は入院が必要になることもある。メトトレキサートも白血球数を抑制し，肝臓の異常を引き起こす可能性がある。
　治療を開始した最初の2，3週間は，定期的に血液検査が必要になる。そうすることで，何らかの重症な副作用が発生した場合，早期に発見することができるようになる。特に肝臓と白血球数の検査は定期的に実施する。遺伝的な理由から，アザチオプリンや6-MPに対して非常に悪い反応を起こす300人に1人を予測するための検査（TPMT）も，現在世界のほと

んどの地域で利用することができる＊。治療が軌道にのれば，副作用をモニタリングするための血液検査は2，3ヵ月ごとでよい。軽い副作用としては，吐き気，頭痛，インフルエンザのような症状がみられ，治療を開始した2，3週間後には改善することが多い。アザチオプリンを忍容できない約半数の人は，代わりに6-MPを服用することができる。メトトレキサートを服用している人はだれでも，軽い副作用を抑える葉酸の錠剤も常用するべきである。

　免疫抑制剤がリンパ腺癌のまれな型であるリンパ腫＊＊になるリスクを高めるのではないかと懸念されているが，IBD患者，特に非常に活動性の疾患がみられる場合は，いずれにせよリンパ腫になるリスクがわずかに高まっている可能性がある（13章参照）。疾患が非常に活動性である人は当然免疫抑制剤で治療されている。したがってリンパ腫のわずかな増加が，薬剤によるものなのか，病気によるものなのか，それともその両方なのかを見極めることが困難であった。にもかかわらず最新の研究の中で，アザチオプリンや6-MPの服用に関連したリンパ腫進行へのリスクは，約4倍増加することが示唆されている。この観点からすると，20〜40歳の人にとってのリスクは，毎年約10,000人に1人から10,000人に4人まで増加している（両方とも非常に少ないが）。このリスクを他の選択肢と比較検討することが大切だ。選択肢には，ステロイド（それ自体にリスクがある）のようなそれ以外の薬の使用，病気を治療せずに放置すること，手術を行うことなどが含まれる。毎年約1,000人に1人がリンパ腫になると言われている70代の人の中では，アザチオプリンによって誘発されるリンパ腫のリスクが年齢と共に高まる。

　アザチオプリンと6-MPはある型の皮膚癌に進行するリスクも若干高めるので，これらの薬を服用している人は，日焼け止めを使用したり，なるべく日光に当たらないようにすることが特に重要である。

　メトトレキサートで肺の障害が起きることがあるが，IBDにメトトレキサートを使用している人は，他の疾患で服薬している人ほど多くは発症しない。メトトレキサートを服用していて息切れを感じたら，医師に報告す

＊本邦では6-MPおよびメトトレキサートは保険適応外である。
＊＊本邦ではこのまれなリンパ腫（Hepatospleno Tcell Lymphoma）の報告はみられない。

るべきだ。

〈シクロスポリン〉

　シクロスポリンはもう 1 つの強力な免疫抑制剤である。それは静脈内ステロイドでも効果がない潰瘍性大腸炎の人に投与されることがある。手術を避ける目的で使用され，投与された約 70 ％の人に短期的な効果が現れる。残念なことにシクロスポリンも感染症やそれ以外の副作用のリスクを高める。副作用には腎臓障害，高血圧，まれにてんかん発作が含まれる。潰瘍性大腸炎に使用される用量で重症な副作用が起きることは滅多にない。潰瘍性大腸炎の長期的な維持管理にシクロスポリンが使用されることはない。シクロスポリンを中止した 2，3 ヵ月後に代わりの別の免疫抑制剤が開始される。

(投与経路)

　急性で重症な大腸炎にシクロスポリンを使用する時は，通常静脈内に持続注入する。経口投与することもあるが，効果が低いのではないかと心配する人もいる。経口投与が有効なら，点滴は 2，3 日後に経口シクロスポリンカプセルに換えられる。点滴を止めた後は，それらが継続使用されるが，クリニックでの定期的なモニタリングと薬物レベルのための血液検査が必要である。

> **ケーススタディー**
>
> 　26 歳の男性は，血性下痢が 3 週間続き，救急外来を訪れた後，入院することになった。6 ヵ月前に潰瘍性大腸炎と診断されたばかりで，それ以来の再発だった。静脈内ステロイドの治療を開始したにもかかわらず，まだ頻繁に下痢に見舞われ，3 日経っても症状が改善しなかった。
> 　インフリキシマブ，シクロスポリン，手術のうち，どれを選択するかを話し合うために，消化器内科医と大腸外科医で検討がされた。3 人の間で，シクロスポリンの治療を試すという合意に至った。幸いこ

れが素早く功を奏し，彼は10日後に退院することができた．

〈生物学的製剤：インフリキシマブとアダリムマブ〉

　このような薬がここ十年の間に利用できるようになってきた．それは炎症反応における特種なステップを阻害する．インフリキシマブ（レミケード®）は，IBDに対して最初に使用された生物学的製剤で，当初はクローン病にのみ適応された．しかし最近では，潰瘍性大腸炎に対する効果も示され，非常に重症な大腸炎の患者にシクロスポリンの代用薬として使用されるようにさえなっている*．このような状況下で使用するには，どちらがより有効で安全かを見極めるための試験が，現在進行中である．これらの薬剤を使って主治医が治療しようと考えている場合は，手術と比較した場合のそれぞれの相対的な利点について，濃密な話し合いが持たれるだろう．

　アダリムマブ（ヒュミラ®）はインフリキシマブと類似した薬剤で，クローン病に使用されている**．それ以外の多くの生物学的製剤は現在試験中で，今後数年間に利用できるようになるらしい．これらの薬の最大の欠点は価格である．これが理由でその入手は世界の特定の地域に限定されているが，おそらくは競争によって将来その値段は引き下げられるようになるだろう．

（投与経路）

　インフリキシマブは通常病院で静脈内投与する．緩解維持に使用する場合は，8週ごとに投与する．アダリムマブは皮下注射で，各週ごとに投与する．簡単な訓練で，患者は自宅にいながら自分で注射する方法を習得することができる．

---

*レミケード®は，潰瘍性大腸炎に対しても，保険適応となった．
**本邦では保険適応外であり，早期の認可が待たれる（2010年10月現在）．

（副作用）

　ステロイドや免疫抑制剤のような薬剤を使用すると，感染症にかかりやすくなることがある．特に懸念されるのが，結核（TB）の発症と再発のリスクである．したがって，生物学的製剤を開始する前には，TBのリスクが高い患者を特定するための検査が実施される．これらの検査は地域の人口に占める特定の人種の割合やTBの背景率によって，病院や国ごとに異なっている．胸部のX線撮影はほぼ必ず行われ，特別な血液や皮膚の検査が実施されることもある．不活性のTBの証拠が見つかったり，最近TBの多い地域から引っ越してきたような患者の場合は，抗TB療法が必要になることがある．活動性のTBはインフリキシマブやアダリムマブを使用する前に必ず治療する．低温殺菌されていない牛乳で作られたチーズなどの特定の食物は，リステリアという細菌にさらされる機会を減らすために，避けるべきだと忠告する医師もいる．

　生物学的製剤によってリンパ腫に進行するリスクは不明だが，わずかに高まる可能性がある．繰り返しになるが，これらの薬剤による重症な副作用のリスクは低く，潜在的な効果は高いことを忘れてはならない．世界中の約100万人がインフリキシマブで治療を受けているが，この薬剤に関連した深刻な問題は極めて少ない．

〈栄養療法〉

　食事療法と栄養は，総合的な観点から非常に重要であり，特別に章（12章）を設けて扱っている．食事を変えることで自身の病気を治すことができるのではないかと考えるIBD患者は多い．いかにも，小腸クローン病を栄養療法を用いて治療することは実際に可能である．事実小児においては，治療の第1次選択として使用される場合が多い．栄養療法で成長を妨げるステロイドの使用を回避することができるし，クローン病の小児は栄養不足に陥るケースが多いからだ．成分栄養と半消化態栄養として知られる治療法には，必須栄養素がすべて含まれたドリンクが使用される．ドリンクは食物の基本成分（12章参照）からできていて，治療期間中は通常の食物を摂取しない．残念ながら，ドリンクは美味とは言えず，他の

食物が一切禁じられるので、栄養療法は嫌という人もいる。味が悪いので、栄養療法中経鼻チューブ（鼻から胃に通す管）を通して栄養を摂取するケースが多い。これは自宅で行うことができ、クローン病の多くの子供と若干の大人は、このような治療法を6～8週間継続して行うのが典型的なコースである。

栄養療法がクローン病の緩解維持に役立つか否かは明らかではないが、残念なことに通常の食事を始めると、病気が再燃してしまう人が多い。もちろん、栄養療法は食物をいっさい取らない時が一番有効らしいということからして、なぜそれが大人にとって特に長期的には、人気のない治療法かがわかるだろう。

〈抗生物質〉

シプロフロキサシン、メトロニダゾールなどの抗生物質を、活動性のクローン病に使用することがあるが、効果があったとしてもごくわずかということが試験で証明されている。にもかかわらず、これらの薬はほとんど重症な副作用が現れずよく忍容されているため、軽症のクローン病患者にステロイドの代用薬として時々使用されている。

抗生物質が確実に効くのは、感染症の治療に使われる時である。瘻孔（フィステル）がある患者では、瘻孔からの排液を減らすことができ、膿瘍を治療することができる。メトロニダゾールや類似したそれ以外の薬は、クローン病の手術の後に、再発のリスクを下げることもできる。しかし薬は数ヵ月間服用する必要があり、副作用のため制限されることがある。

（投与経路）

抗生物質は通常錠剤として投与する。メトロニダゾールとシプロフロキサシンは静脈内投与が可能であり、メトロニダゾールは、座薬で投与することもできる。

（副作用）

シプロフロキサシンはほとんどの人に非常によく忍容されている。メト

ロニダゾールで一般にみられる副作用は，悪心が起きることである．長期間の服用で，手指や足指に軽度の神経障害が起きることもある．

(他の薬剤：症状の緩和)

　IBD患者には疾患の治療としてではなく，症状をコントロールするために，それ以外にも多くの薬が使用されている．ロペラミドやリン酸コデインは下痢の治療に使われる薬である．それらは特に嚢（9章参照）や短腸症候群（13章参照）がある患者には非常に有効である．しかし急性の大腸炎に襲われた患者に，これらの薬を使用しても2つの理由から落胆させられてしまう．1つは，急性疾患の症状を偽って隠してしまうためであり，もう1つは結腸拡張のリスクを高めるためである．中毒性巨大結腸としても知られる腸の拡張は，生命を脅かす症状であり，腸に穿孔が起きる前に手術が必要になる（9章参照）．

　腹痛はIBDの一般的な症状で，IBD患者の約5人に1人は関節炎を発症する．それゆえ時々鎮痛剤が必要になることがある．パラセタモールは通常IBDの患者に何の問題も起こさない．イブプロフェンやジクロフェナクのような非ステロイド性抗炎症薬（NSAIDs）は，特に関節の痛みがある人には，非常に有効な鎮痛剤である．残念ながらそれらはIBDを再発させる可能性があり，できる限り使わない．コデイン，ペチジン，モルフィンなどのオピオイド鎮痛剤も大変有効な鎮痛剤である．上で述べたように，急性で重症な大腸炎には，結腸拡張のリスクゆえに避けられている．

　疼痛と下痢は急性疾患のサインである場合が多く，鎮痛剤や止痢薬は症状に役立つことはあるが，実際に必要なのは元々あるIBDの治療である．

　鉄や葉酸などの栄養補助サプリメントについては，12章で述べる．

〈どの薬をいつ投与するか〉

　もちろんIBDの治療法について書かれた全般的な教科書はあるが，どの時期にどの薬を使用すべきかについての正解は1つもない場合が多い．それに関してはIBD患者と医療チームが共に決定していく必要がある．

〈薬物療法の原則〉

　治療の第1の目標は，病気をコントロールすること，すなわち緩解導入である。疾患の重症度によって，5-ASA，ステロイド，栄養療法，あるいは生物学的製剤が必要になる。病気が緩解状態になれば，薬は再発防止に使用される。これにはステロイドは適さない。5-ASA は生物学的製剤と同様に再発の防止を助け，免疫抑制剤もこの目的で使用される。

　軽症の疾患は一般的に免疫抑制剤や生物学的製剤を使用せずに管理できる場合が多く，全く治療しない状態が適切だという人もいる。標準的な方法は，5-ASA から開始してステロイド，免疫抑制剤を次々に試す治療法である。概して生物学的製剤は，それ以外の治療法が効かなかった人のために確保しておく。現在 IBD の管理法を再検討するべきかを研究しているおびただしい量の調査がある。たとえばそれは，将来素早く病気をコントロールするために，より早期に最も強力な製剤を使用することなのかもしれない。この方法の欠点は，このような薬が全く必要でなかったケースでも，大勢の人を重症な副作用にさらしてしまう可能性があることである。

表8.2　緩解導入薬と緩解維持薬

緩解導入に使用される薬剤	緩解維持薬
5-アミノサリチル酸	5-アミノサリチル酸（UC）
ステロイド	6-メルカプトプリン/アザチオプリン
抗生物質（?）（CD）	メトトレキサート（ほとんどCD）
栄養療法（CD）	栄養療法（?）（CD）
インフリキシマブ	インフリキシマブ
アダリムマブ（CD）	アダリムマブ（CD）

CDは，クローン病，UCは，潰瘍性大腸炎

薬物相互作用

　薬物相互作用の機会を最小限にするために，服用している薬の種類を把握しておくことが大切である．医師と薬剤師は患者に新しい薬を出す前に，現在飲んでいる薬について必ず質問する．薬剤リストを作成し，それを医師や薬剤師のところに持っていくのがおそらく一番安全な方法だろう．

　多くの薬は相互に作用し合う．問題にはならないものが多いが，薬の効果を減じたり，薬を過度に活性化するなどの相互作用で副作用を起こす可能性がある．薬局で買える薬剤でも，薬物相互作用が起きることがある．

　一例として，メトトレキサートはアスピリンやNSAIDsと強い相互作用を起こすことがある．薬だけではなく，ある種の食品とも相互作用する薬剤もある．たとえばシクロスポリンは，グレープフルーツジュースと相互作用を起こす可能性がある．

〈まとめ〉

　ご覧のように，IBDの治療には，非常に多種多様な薬が使用されている．この章では，最もよく使用される薬について論じてきた．IBD患者は生涯を通じて，さまざまな薬を使用することになるケースがほとんどだろう．疾患が活動期の時は多くの薬剤が必要になり，病気が活動期でない時は少なくて済む．1つ1つの薬剤をなぜ服用しているのか，どんな副作用があるのかについて把握しておくことが大切である．その治療にはどんなモニタリングが必要かについて知っていることも重要である．いつも通り，何か不明なことがある時は，質問しよう．

第9章 炎症性腸疾患の外科手術

> **➡ キーポイント**
> - ある時期に外科手術が必要になる炎症性腸疾患の患者が多い。
> - どのような手術が必要かは，基礎診断が潰瘍性大腸炎かクローン病か，病気が発症している部位，どんな問題が生じているのかによって異なる。
> - 一番よく実施される手術は，嚢（ポーチ）再建術を伴ったり，伴わなかったりする結腸切除術，右半結腸切除術，小腸切除術，狭窄形成術である。腹腔鏡下手術によって行われる手術もある。

クローン病の約70％と潰瘍性大腸炎の30％の患者には，病気のため，ある時期に手術が必要になる。必要となる手術の種類は，問題と基礎疾患によって異なる。

〈手術の理由〉

手術は選択的に実施するのが理想的である。言い換えれば，手術は事前に計画され，検討され，患者は手術の前に短期入院し，手術はあらかじめ決められた日に実施するという意味である。しかし至急必要になる手術（言い換えれば2, 3日以内に）もあれば，緊急に行われる手術（2, 3時間以内に）もある。至急または緊急の手術は，遅れれば，患者の健康が危険にさらされるか，生命を脅かす可能性があるため適応される。たとえば重症な潰瘍性大腸炎患者の腸の穿孔を，治療しないまま放置すれば生命が危険になり，緊急手術が必要になる。**表9.2**は緊急，至急，選択手術が実

表 9.1　IBD における一般的な手術

名前	解説	疾患
全結腸切除術	全結腸の切除	潰瘍性大腸炎，クローン病
右半結腸切除術/回盲部切除術	回腸末端部と右結腸部位の切除	クローン病
小腸切除術	小腸部位の切除	クローン病
狭窄形成術	狭窄した腸の部位を拡張する	クローン病
回腸瘻造設術	腹壁に回腸の開口部を形成すること	潰瘍性大腸炎，クローン病
再建手術/嚢形成	肛門につながる管を形成するために腸を連結させるさまざまな方法	潰瘍性大腸炎，クローン病
肛門周囲膿瘍ドレナージおよびシートン留置	膿瘍の排液，膿瘍形成を防ぐために，瘻孔に糸（シートン）を配置する	クローン病

表 9.2　手術の適応症

緊急（Emergency）	腸の穿孔，制御不能の出血
至急（Urgent）	集中的な薬物療法の効き目がない急性で重症な大腸炎の悪化 重症な大腸炎における切迫穿孔を示唆する結腸の拡張 集中的な薬物療法の効き目がない小腸の閉塞または炎症 抗生物質の効き目がない腹腔内または肛門周囲膿瘍
選択的/計画された	結腸または回結腸の狭窄 治療効果のない慢性活動性大腸炎 異形成，癌 症状を引き起こす瘻孔

施される状況についてまとめた。

〈潰瘍性大腸炎〉

　潰瘍性大腸炎に手術が必要になる最大の理由は，薬物療法で症状をコントロールできなくなった場合である。これは2つの異なる状況によって発

生する。第1は，大腸炎の悪化や穿孔を防ぐために素早い（日増しに）決定が必要になる，大腸炎の重症な再燃がみられるような場合である。このような状況では患者は入院して，薬物療法の効果が非常に緻密にモニタリングされるだろう。モニタリングには排便回数の記録，直腸出血，脈拍，血圧，体温，毎日実施される血液検査も含まれる。ありがたいことに，大腸が穿孔することは極めてまれである。しかし穿孔や重症な大腸炎のそれ以外の合併症を避けるために，手術が考慮されるケースが多い。重症な大腸炎の約10％には，実際に手術が必要になる。

第2の状況は薬の増量では大腸炎をコントロールできなくなり，患者の体調が慢性的に優れない場合である。何度も来院し，さまざまな治療法を試したにもかかわらず，患者は何ヵ月間もうまくコントロールできない症状に苦しんでいる。このようなケースでは手術を事前に予約することができる（待機手術）。手術のための準備は外来でできるものもあるので，入院は手術を行う当日でよい。

異形成（前癌病変）あるいは癌が発見されている大腸炎の患者にも，待機手術が適応される。

急性重症大腸炎のための結腸切除術

以下は急性重症潰瘍性大腸炎で入院している間に行われる緊急の処置についてである。

普通は静脈内ステロイドで治療を受けながら，2，3日入院している。しかし充分に効果が現れない。医療，外科チームは，ステロイドを継続投与した場合のリスク，別の薬を試してみること，手術を実施することについて丁寧に説明するだろう。大抵手術の日程が決められる（たとえば，2，3日後）。症状がこの時までにうまく改善されない場合は，手術になる。このような手術は，大腸外科医が手術を担当できる平日に実施するのが理想的である。手術前には外科医やチームと面会するだけではなく，ストマ（人工肛門）ナースも紹介されるだろう。ストマナースは人工肛門とは何か，どんな働きをするのかを説明し，人工肛門の最適な場所についても話し合われるだろう。緊急結腸切除術は，腸が穿孔し，出血をコントロールできなくなった時に実施

される。このような状況では，手術室に行く前に外科医と面会するのはほんのわずかかもしれない。手術の遅れは，生命の危険を意味するので，ストマナースと話す機会はない場合もある。
(8章のケーススタディーも参照)

〈手術を受けること〉

　どんな手術にも次の全過程が必要になるわけではなく，その内の一部かが実施されることになるだろう。まだ入院していない場合は，計画された手術日の少し前に入院することになる。活動性の大腸炎がある場合は必要になるとは限らないが，腸洗浄液（大腸内視鏡検査のように）を飲むように指示されるかもしれない。手術の前は数時間絶食する。病棟スタッフから手術用ガウン（寝間着の一種）に着替えるように言われ，チェックリストを用いて（宝石は外したかとか，入れ歯はないかなどのチェック）一通り点検する。手術室に行く前に，病棟に麻酔科医が訪ねてくることもある。麻酔科医は手術のために患者を眠らせる医師である。麻酔科医は病歴を確認し，麻酔について説明する。術後の鎮痛に関する選択肢についても話し合いが持たれるだろう。

　病棟看護師の1人に付き添われ，ストレッチャーに乗せられて手術室に向かう。手術室に入る前に，麻酔を行うための麻酔室と呼ばれる明るく照明された部屋に連れて行かれる。意識がなくなるように静脈内に点滴がされている間，顔を覆ったマスクから酸素を吸入する。完全に眠りに落ちたら，機械で呼吸をコントロールできるように，のどにチューブが通される。手術室に運ばれ，外科医が待っている手術台に乗せられる。

　術後は手術室から，リカバリー室（回復室）に運ばれる。そこで麻酔から目が覚めるはずだ。次第に周囲のものや，自分に話しかける人に気づくようになる。麻酔医は鎮痛剤や嘔気止めの点滴の準備をしているだろう。薬の用量は快適に過ごせるように調整される。痛みを感じ始めた時に鎮痛剤を投与してもらえるように，ナースコール（看護師を呼ぶためのボタン）が付いている場合が多い。これは患者の麻酔管理（PCA）と呼ばれており，

病棟に戻って1日か2日は麻酔管理が行われる。

　手術室のスタッフが胸をなで下ろすのは，患者が完全に目覚めて病棟に運ばれて行く時である。そこは来た場所とは別の病棟である。術後集中治療室（ICU）や高度治療室（HDU）でしばらく過ごす患者もいるが，ほとんどの患者は通常の外科病棟に帰される。静脈には少なくとも1種類の点滴が打たれ，膀胱に差し込まれたカテーテルチューブから袋に尿が入れられているはずだ。これらは永久的なものではなく，より順調な回復を助けるためのものである。回腸瘻造設術を受けた場合は，それがバッグで覆われている。看護師と外科医は人工肛門（ストマ）が良好な状態かをチェックするために検査を行う。

　外科チームは，手術からの回復程度を確かめるために，通常その日の遅く，あるいは翌朝に訪ねてくる。調子が良ければ，水をすすること，次に液体を飲むこと，最後には食べることが許可される。

　一方人工肛門がある場合は，ストマナースも人工肛門をチェックするために定期的にやってきて，人工肛門の働きや対処法について教えてくれる。消化器科医療チームもやってきて，回復に伴う薬の減量について助言してくれる。

　2，3日後には，さらに力がみなぎり，元気になっているはずだ。ベッドから起きあがって，歩いてトイレに行くように励まされる。本人はもちろん，外科医，ストマナース，病棟看護師，理学療法士全員が，あなたの状態に満足し，準備が整えば，退院することができる。2，3週間後検査のために外科外来に予約が取られるだろう。その時，将来実施することになる何らかの外科的選択について話し合う機会があるはずだ。

〈結腸切除後の再建術〉

(2期，3期の嚢（ポーチ）手術)

　結腸切除後小腸末端のループがまとまっている部位に，嚢（ポーチ）と呼ばれる袋を形成するために，さらに手術を実施する（図9.1）。嚢は肛門につながれ，便を貯めることができる新しい直腸のような働きをする。再度回腸瘻を造設して嚢は数週間は治るままにしておく。通常回腸瘻は前

のものと同じ部位に造られる。2〜3ヵ月後の3度目の手術で，回腸瘻は閉じられ，便が直接肛門に行くように小腸が囊に連結される。選択的な結腸切除の場合，この3回という手術の全過程は2回で行われる。クローン病の患者だと，囊の中で症状がほぼ必ず再発するので，囊手術は通常実施しない。

(a) 直腸　手術前

(b) 回腸瘻造設術　手術後：回腸瘻造設術

(c) 回腸瘻造設術　手術後：一時的な回腸瘻造設術と囊

(d) 囊　手術後：回腸瘻閉鎖後の回腸囊

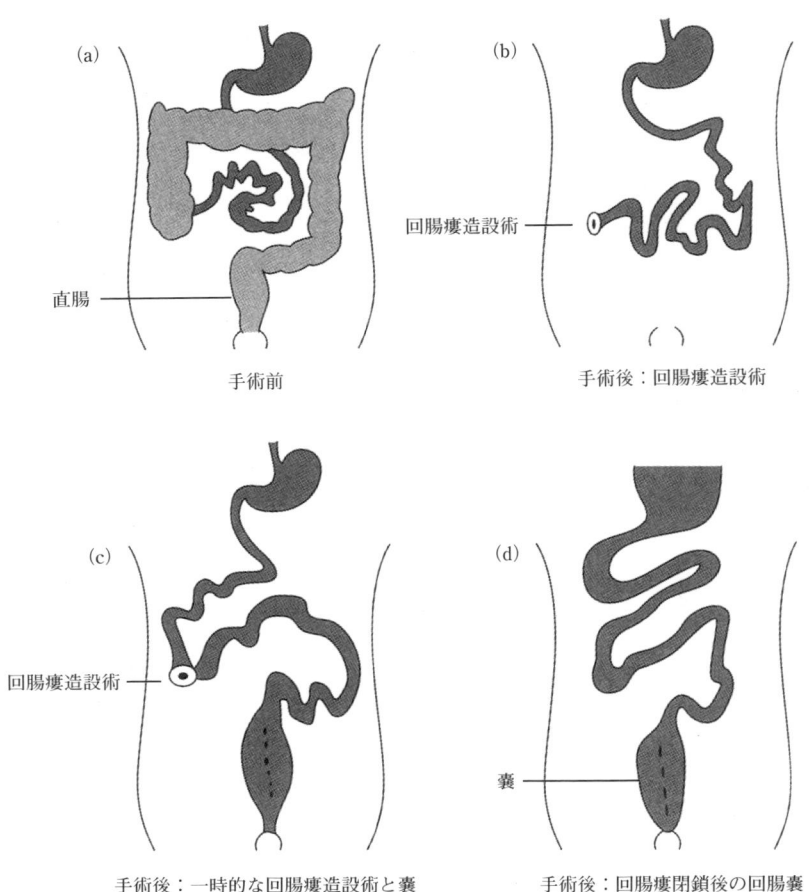

図9.1　3段階の直腸結腸切除術と回腸囊形成術

(回腸直腸吻合術)

　それほど多くはないが，直腸が残され，小腸が直接その部位につながれることがある。これは回腸直腸吻合術と呼ばれている。直腸がまだ残っているので，嚢は必要にならないが，病気が直腸で再発する可能性があるので，再発性疾患や異形成をチェックするために定期的な検査が必要である。

(回腸嚢肛門吻合術後の腸の機能)

　嚢手術後の腸機能はさまざまである。結腸と直腸が切除されているので，嚢から肛門管に向かう便は液体であり，便頻度が増すようになる。24時間内の便頻度は，約4～6回である。嚢がある患者は，便の頻度を減らすためにイモジウム®などの止痢薬を服用するケースが多い。嚢手術を受けた患者の多くも，切迫性になり，最初に便意を催した直後から腸を開くまで長く保持することはできないことがわかっている。つまり夜間排便のためトイレに起きなければならない可能性もあるという意味である。このような理由から，嚢手術の前には肛門括約筋を鍛えておくことが重要である。肛門括約筋が弱い患者は，漏便，失禁のリスクから，嚢についての助言を受ける。切迫性や夜間排便のような問題は，嚢が成熟するにつれて改善されていくようだ。外科手術を受けた全患者の約15％は，最終的にはさらに合併症が起きて，嚢を取り除き，永久回腸瘻造設術を受けなければならないが，嚢手術の後，非常に良好なQOL（生活の質）を維持している患者が大多数である。

(右半結腸切除術)

　回腸末端と盲嚢（盲腸）に発症したクローン病を切除するために行われる。残っている回腸の健康な末端が，直接大腸につながれる。

(小腸切除術)

　炎症を起こし，狭窄し，瘻孔が形成されている小腸の一部を切除する手術のことである。すべての疾患部位を取り除き，2つの残った健康な部位の末端を接合する。

回盲部クローン病

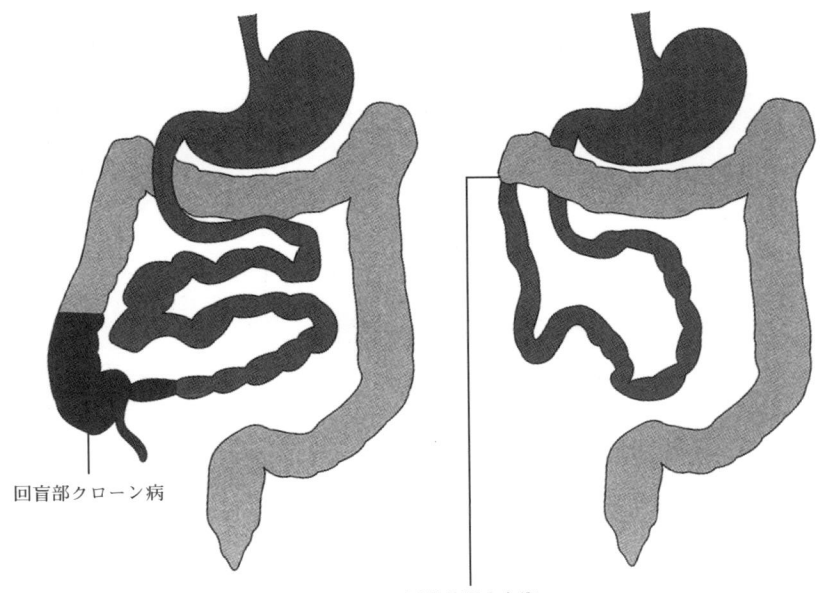

回腸結腸吻合術

図9.2　右半結腸切除術

(狭窄形成術)

　この手術は病変の部位を切除せずに，腸の狭窄部位を広げる方法として発明された．狭窄が多数ある場合に，術後に残された腸が短くなりすぎて，正常な機能を果たせなくなるリスクを下げる．

　図9.3のように，腸の狭窄部位を横方向に切開し，切開部を水平面（水平垂直方向）に縫合し直す．これによって腸の短縮を最小限に抑えながら，内部の狭窄を拡張させ，閉塞を緩和させることができる．これは狭窄を治療するのに非常に有効な手段であるが，疾患が完全に切除されるわけではないので，狭窄が再発する傾向が高い．

(肛門周辺敗血症の排液)

　膿瘍と瘻孔が肛門周辺部位にできると，組織内の経路と結び付いて，感染の集積による複雑なネットワークをつくり上げる．こうなるとひどく痛み，憂うつで，適切な治療を受けなければ，大きな膿瘍を形成することも

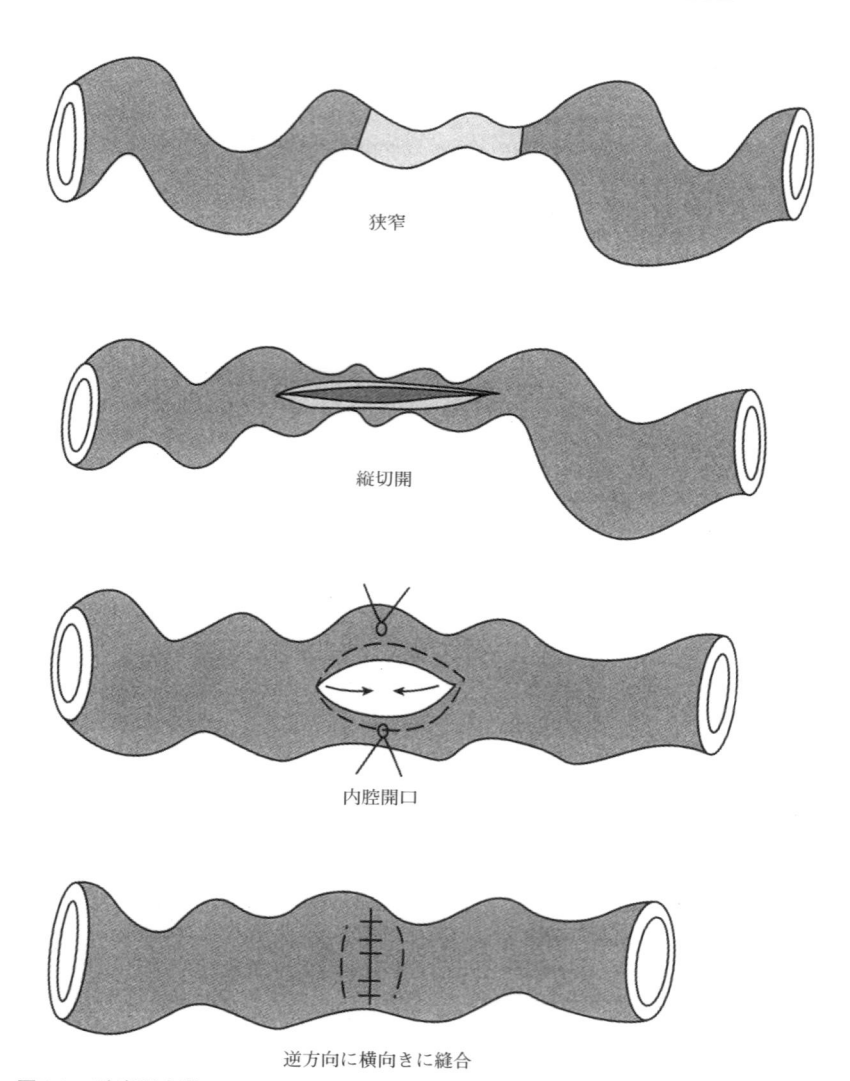

88 第9章 炎症性腸疾患の外科手術

狭窄

縦切開

内腔開口

逆方向に横向きに縫合

図9.3 狭窄形成術

ある。瘻孔の明瞭で解剖学的な写真を撮るために，MRI が使用される場合が多いが，それ以外に外科医が用いる方法は，患者に麻酔をして患部を検査することである。この検査が EUA（麻酔下検査）と呼ばれるのを聞いたことがあるかもしれない。外科医は瘻孔開口部をみるために肛門周辺部位を慎重に検査する。開口部の内側も調べる。小さな匙状の道具を使用して，瘻孔を開き，膿や感染を排出する。シートンを挿入することもある。シートンとは瘻孔から膿瘍の空洞に通す細い糸，または少し太いゴムの管である。シートンで瘻孔の内部開口部（すなわち直腸の内側）と肛門周辺皮膚の外部開口部の間にループができるように結ぶと，残っている膿がシートンでつくられた道筋に沿って簡単に排出できるようになる。これには膿瘍の再発を防ぐ働きもある。

　感染症が長びくと，瘻孔を充分に治癒させることができないので，シートンは数週間か数ヵ月，とらずに残しておくことが多い。シートンを抜く時には通常麻酔の必要はなく，簡単に処置することができる。

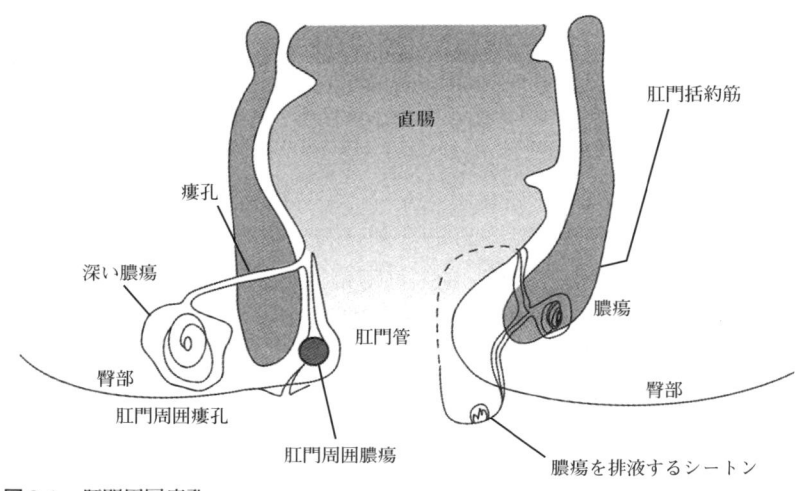

図 9.4　肛門周囲瘻孔

❓ よく受ける質問

Q 術後にも病気が再発するか？

- 潰瘍性大腸炎：

　潰瘍性大腸炎により全結腸切除した後，大腸の大部分は切除されている。潰瘍性大腸炎は大腸だけに発症するので，病気が再発することはないが，技術的な理由からときどき直腸が2，3cm残されることがある。この直腸断端に病気が持続したり，再発し，さまざまな症状が起きる場合は，切除することもある。結腸切除後に尚，腸管外合併症が発生する可能性がある。

　さらに，嚢（ポーチ）手術を受けた患者の中には，嚢内に回腸嚢炎と呼ばれる炎症が起きる人がいる。これは頻回の便意や出血を引き起こす。通常は抗生物質で沈静化させることができる。幸い回腸嚢炎は，通常以前の潰瘍性大腸炎ほど重症ではない。

- クローン病：

　手術で腸の罹患部位をすべて切除できなかった場合（たとえば狭窄形成術），残っている罹患部位の治療とさらなる外科手術を防ぐために，薬剤を持続的に使用することが必要になる。

　すべての罹患部位が手術で切除されたとしても，病気が再発するリスクは極めて高い。しかしクローン病の再発は薬剤で抑えることができるケースが多い。一例として，回腸末端と盲腸を切除した患者（おそらくクローン病で一番よく実施される切除）の50％は，10年以内にさらに外科手術が必要になることはない。

　再発のリスクは，薬剤を使用することで下げることができる。手術後，消化器内科医とどの薬剤の使用が最適かを相談することになる。普通は複数の選択肢（全く治療しないことも含めて）が考えられ，それぞれの選択肢に対するリスクと有効性について話し合う。

- 喫煙：

　喫煙者が，手術後クローン病の再発を防ぐ一番有効な方法は，禁煙である。禁煙はどんな薬よりも有効である。

ケーススタディー

　普通はなんとかして手術を避けようとするものだが，炎症性腸疾患の患者は，手術後非常に調子が良くなるので，早く手術を行えばよかったと思う人が多い。以下は手術を受けた2人の患者の体験談である。

　キャシー（仮名）は47歳のパブ経営者で，1年前に潰瘍性大腸炎と診断された。診断以来彼女にはいろいろなステロイド療法が必要になり，この6ヵ月間はアザチオプリンを服用していた。彼女にはさまざまな症状が現れ，完全な緩解状態に至ることはなく，最終的に静脈内ステロイドを実施するために入院した。症状は少しだけ改善されたが，まだ1日に5回はトイレに行かなければならず，その度に出血した。さらに重大なことには，彼女は消耗し，食欲がなくなり，そのため体重が減りつづけた。消化器内科医と大腸外科医と一緒に，選択肢について充分な話し合いが持たれた末，結腸切除を決意した。彼女は手術からすぐに回復し，2，3週間以内には仕事に復帰した。治療を全部止めることができ，飛躍的に体力が回復した。非常に体調が良くなったので，さらに手術を受けるよりは回腸瘻造設術を維持する決心をした。

　デイビッド（仮名）が重症のけいれん性腹痛で入院したのは，22歳の時だった。検査の結果，回腸終末部10cmの部位にクローン病が発症していることがわかった。症状がステロイドで沈静化したため退院した。その後数ヵ月にわたって，彼には重症の腹痛が続いていた。手術についての話し合いが持たれたが，デイビッドは仕事を休むことが心配だった。治療にもかかわらず，痛みは持続し，最終的に仕事を休むことが多くなった。体重が減り，次第に疲労感が増していった。この時点でデイビッドは手術を決心した。腸の罹患部位を切除するために腹腔鏡下手術を行い，2，3日後には退院することができた。5年経過した後でも彼には症状が現れず，全く治療もしていない。おそらくその理由の1つは，手術の時に禁煙をしたためだろう。

大きな膿瘍は同様な方法で排出する。引き続き膿を排液するために，空洞から皮膚まで出てくるガーゼの芯を使用することもある。

〈腹腔鏡下手術：鍵穴手術〉

近年の外科技術の進歩により，現在では腹腔鏡下手術と呼ばれる鍵穴手術で実施される手術もある。この手術は傷跡が小さく，回復期間が短くて済む場合が多いが，すべての外科医ができる手術ではない。

〈まとめ〉

クローン病患者は，人生のある時期に手術が必要になる人がほとんどである。手術内容は病気の部位と性質によって異なる。ある時点で再発することがあっても，手術によってその間長期にわたって良好なQOL（生活の質）を保つことができる。

潰瘍性大腸炎の約4分の1のケースに結腸切除術が必要になる。再建術（嚢（ポーチ）形成術）は，潰瘍性大腸炎のための結腸切除後に可能になることが多い。

第 10 章　炎症性腸疾患の補完代替薬

> **キーポイント**
> - 補完代替療法は炎症性腸疾患の患者に一般的に使用されている。
> - 補完代替療法の有効性を証明する臨床試験のデータは限定されているが，恩恵を受けている人は多い。
> - 少数の試験の中で，ある種の補完代替療法が炎症性腸疾患に有効であることが証明されている。
> - 補完代替薬にも副作用があり，従来の薬剤と相互作用する可能性がある。

〈補完代替療法〉

　補完代替療法（CAM）とは，まさに読んで字のごとく，言い換えれば，従来の薬剤を補完あるいは代替する学説や実践を表す。CAM という略語には，健康と疾患の広範囲で多様な処置や概念が含まれており，アロマセラピー，リフレクソロジーなどのより近代的な補完療法と並んで，鍼治療，漢方医学，アーユルヴェーダ医療，ホメオパシー，薬草（ハーブ）療法などの伝統的な実践が含まれる。ほとんどの CAM 様式は，従来の西洋医学の領域から外れているため，質の高い調査はほとんど行われてこなかった。同時に，CAM は医学校では教えてもらえない傾向がある。代替療法の実践は，現代科学を無視した説や信条に基づいていることが多い代わりに，古来の実践や'自然'療法に多くを頼っている。CAM は一般的に従来の薬剤より毒性が低いと考えられており，このことが，多くの人々，とりわ

け従来の治療法では効果がなかった慢性疾患に苦しむ患者にとって，補完代替療法を魅力的なものにしている。

しかしCAMの有効性に関するほとんどの情報は，逸話的，歴史的なものである。それは薬の作用と安全性を証明するために厳密な科学的試験を経ている薬物と比較される（11章参照）。したがって，医師やコメディカルはCAMに対して懐疑的な人が多い。この傾向は世界中で確実に変化している。炎症性腸疾患（IBD）においては，CAMの安全性や効果を調査研究するために，臨床調査技術をCAMにも適応しようという意識や要望が高まってきている。医師と患者の両方の立場からすると，寛容な心を持ち続けることとCAMについて中立な立場でよく話しあうことが，毒性や証明されていないCAM療法のリスクを避ける最善の方法である。

〈補完代替療法の使用〉

試験では有効性がほとんど証明されていないにもかかわらず，西洋人の50％までが何らかのCAMを使用している。ヨーロッパのほとんどの調査で，単独で一番頻繁に使用されているCAMは，薬草療法（ハーブ）である。

消化器系の問題を抱えた患者の中で，CAMは過敏性腸疾患（IBS）やIBDの患者に最もよく使用されている。

補完代替療法の種類 (http://nccam.nih.gov.health.whatiscam から引用)

①代替医療システム

理論と実践の統合システム
- ホメオパシー
- ナチュロパシー
- 漢方医学（鍼治療を含む）
- アーユルヴェーダ

②心身への介入

体の機能に影響を与える心の在り方を強化するためのテクニック
- 催眠療法

- 創造的療法，たとえば芸術，音楽，ダンス
③生物学的な基盤による療法
自然発生する物質の使用
- 薬草療法（ハーブ）
④整体と身体に基づいた療法
体の1ヵ所または複数ヵ所の動きと整体に基づいたもの
- カイロプラクティック
- オステオパシー
- リフレクソロジー
- マッサージ

〈ホメオパシー〉

　ホメオパシーの原理は，「目には目を，歯には歯を」である。たとえば植物性物質（ベラドンナエキス，アルニカなど），ミネラル（水銀，硫黄など），動物の生成物（蛇の毒など）などの潜在的に有毒成分を含む少量の物質を，極微あるいは存在していないほど微量な濃度に薄める。その物質が原因の症状や病気に苦しんでいると考えられる患者にそれらを投与する。希釈の程度からすると，最終的な薬の中には元々の物質以外の分子が含まれていることになるため，科学者はその有効性については懐疑的である。ホメオパシーがIBDに効くという証拠はないが，別の疾患に関しては有効性を示唆している試験もある（多くはそうではないが）。英国にはおもにホメオパシー的な実践や，他の代替療法が受けられる5つのNHS病院*がある。ホメオパシーは多くの開業医にも実践されている。

〈ナチュロパシー〉

　ナチュロパシーは病気やけがから回復するために，本来体に備わっている力を引き出すことで，健康状態を改善したり，治療を行うことを目的とする。それには整体，身体に基づいた治療法、本草学，鍼治療，カウンセ

* National Health Service イギリスの国営サービス事業。

リング，アロマセラピー，栄養学，ホメオパシーなどの CAM の広範囲の様式が含まれる。

〈漢方医学と気〉

漢方医学の古来の実践によると，気とは経絡に沿って体内のおもな器官を巡回している生命エネルギーのことである。体の12のおもな機能や器官（西洋医学で知られている体の器官と同じ概念とは限らない）には，それに対応する12のおもな経絡がある。健康を維持するためには，気は正しい強さ，方向，質でそれぞれの経絡や器官を流れなければならない。鍼のつぼは経絡に沿った部位にあり，気の流れを変える1つの手段となる。

経絡に沿った気の流れが不足したり，過剰になると病気になる。

治療の目的は健康のバランスを元に戻すことである。それは，漢方薬，鍼治療，あるいは両方の形式で実施されている。

〈鍼治療〉

鍼治療はかなり広く浸透し，今では西洋の医師や開業医によっても実践されている。元々漢方医学の理念に基づいたものであるが，その効果，特に痛みに関しては，西洋医学によっても説明することができる。ヨーロッパでは，おもに慢性疼痛症候群，関節炎，アレルギー性疾患，消化器疾患に使用されている。

鍼治療は禁煙には効果がないが，疼痛の緩和には有効というエビデンスを示している試験もある。安全性に関する問題は，おもに鍼を打つ時にできる傷に関連したもので，慎重な処置を行っている限り，最小限にすることができるようである。滅菌済みの鍼であることが，もちろん必要不可欠である。

灸療法は，鍼のとがっていない方の先端部に火をつけた艾（もぐさ）をのせ，鍼治療と組み合わせる。

〈アーユルヴェーダ〉

　アーユルヴェーダ医療は，インド亜大陸を発祥とする古来の健康維持体系である。アーユルヴェーダはおおむね「生活の知恵」ということになる。身体的，精神的，社会的，霊的な調和と関係した治療法に沿って健康的な生活を送ることなどが含まれる。ヨーロッパで最もよく実践されているアーユルヴェーダ療法は，マッサージ，食事やハーブのアドバイスである。

〈催眠療法〉

　催眠とは意識が高揚している自然状態で，有効な提案に対して心が開かれている状態のことである。くつろぎ，受容的な状態の間に，治療的な精神的暗示をかける。普通はほんの軽い恍惚（トランス）状態に誘導されていて，何が起きているかは本人にもわかっている。精神的身体的な経験をうまくコントロールできるようにすることが目的である。通常は催眠療法士と1対1で行われる。自宅でできる自己催眠療法についても指導を受けることがある。

　IBDの治療において催眠療法は安全性と有効性の面で良いエビデンスが得られている。IBDに関する研究は非常に限定されているが，調査が進行中であり，実験室での予備結果は有望である。

催眠療法の段階
ステージ1：リラクゼーション―次第に心身が穏やかになっていく。
ステージ2：ディーピング（深める）―もっとリラックスした状態になれるようカウントダウンする。
ステージ3：サジェスチョン（暗示）―定めた目標に関連した積極的な言葉を反復する。
ステージ4：エンディング（終了）―完全に覚醒した状態に戻れるようカウントする。

〈薬草：ハーブ療法〉

　昔から植物は癒しのために使用されてきた。本草家（ハーバリスト）は純粋な抽出物（エキス）よりも植物全体を調合したものを好む傾向がある。外用としては皮膚炎や傷に，内服としてはお茶，強壮剤として使用される。現在使われている有名な薬剤は，植物から抽出されたものが多く，製薬会社は植物から新薬を開発することに強い関心を持ち続けている。

〈整骨療法とカイロプラクティック〉

　これらは両方とも手技療法である。筋骨格のずれや機能異常を，関節や筋肉の整体で治療する。最も有名な技術は，脊椎関節と他の関節を元の状態に戻すための高速スラストである。当初これらは医療全般の体系として使用されていたが，現在では筋骨格の問題に的をしぼっている傾向がある。

〈リフレクソロジー〉

　これは体の器官に対応している手足の特別な部位に行う手技（マッサージ）である。

〈その他〉

　これ以外にも利用可能な多くの CAM 技術がある。詳細で良い情報が欲しい場合は，http://www.nccam.nih.gov.health.whatiscam/ を利用してほしい。

〈炎症性腸疾患にとっての有効な治療法〉

　IBD に対する CAM について発表された試験が，限定されてはいるものの，いくつかみられる。**表10.1** はそのリストである。それには鍼治療を用いたり用いなかったりする漢方療法や，それ以外の薬草療法が含まれて

表10.1　活動性のIBDに何らかの効果を示している補完代替療法の試験

潰瘍性大腸の治療	クローン病の治療
Jian Pi Ling 錠（中国語の読み方で，健平片）	ボスヴェリア・セラータ（アーユルヴェーダに使用される植物）
RSF-FS 浣腸	灸を伴う鍼治療
Kui jie qing 浣腸	
Yukui tang 錠（中国語の読み方で，癒潰），ハーブの煎じ薬浣腸	
アロエベラゲル	
カモジグサジュース	
発芽大芽	
ボスヴェリア・セラータ	
灸を伴う鍼治療	
牛の初乳浣腸	

RSF-FS= Radix sophorae flavescentis and Flos sophorae

いる。大多数の研究は，軽症の患者に実施されたものであることを念頭に置くことが大切である。

〈補完代替医療を試したいと考えている人へのアドバイス〉

　従来のIBDの治療とは異なる方法の中に，個人的にも，多くの症例にも有効な方法がたくさんあることは疑いない。しかしいわゆる「自然」療法が，いつでも安全というわけではなく，薬草の重大な中毒作用や致命的な副作用の報告もあることを忘れてはならない。どの方法も考慮に値するのは明らかなのだが，何より安全性が最優先されなければならない。

　漢方薬には，西洋医学で使用される薬と同じように潜在的に毒性があり，別の薬剤と相互作用する可能性がある。漢方薬を飲む前に，自分のケースを医師や薬剤師に相談するよう忠告を受ける。さらに骨粗鬆症の場合は，高速スラストなどの手技療法はお勧めできない。

有効な治療法に対する主張がどのようなものであれ，たとえば新聞やNACC（国立炎症性腸疾患協会：National Association for Colitis and Crohn's Disease）の通信のような独立した出版物のほうが，製品を売り込むための論文の一部よりも信憑性が高いというのが原則である。危険な場合もあるので，医師から処方されている薬をやめてしまう前に，必ず医療チームに相談することが大切である。

CAM製品やその経過に関して発表された調査がないからといって，もちろん有効性がないということにはならない。単に試験が実施されていないだけという可能性もある。

補完代替薬の専門家を探すこと

CAMの実践はほとんど規制されていないが，ほとんどの様式で，登録された専門家を利用することができる。利用する前には，専門家の登録台帳を確認することをお勧めする。

英国のNHSは，開業医やホメオパシー病院の専門医経由で，補完療法を提供している。開業医からそのような病院を紹介してもらうこともできる。それらの病院はホメオパシー（名前が示すように）だけというよりは，ある程度のCAMを提供してくれるようだ。

〈まとめ〉

IBD患者の50％までは，何らかのCAMを試している。いろいろな治療法を利用することができるが，有効性や安全性に関して信憑性の高いデータが不足しているものがほとんどである。これはCAMに関する臨床試験を企画したり資金調達したりする問題の結果と一部関係がある。CAMを使用しているIBD患者は多いので，使用に関する調査を続行していくことが重要である。安全性と品質のためにCAMの実践を規制することも大切だ。

IBDにCAMを考慮したり，すでに使用している患者には広い見地から助言ができるように，医師や他の医療従事者にCAMの潜在的な有効性やリスクを詳しく教育することが必要不可欠である。

第11章　今後の展望と実証されていない治療法

> **キーポイント**
> - 有効性や安全性を証明するために，新しい薬剤や治療法は厳密な治験を経なければならない。
> - 初期段階で有望な兆候を示す薬剤や治療法は多いが，無作為コントロール試験を実施してみると，実際に有望なものはほんのわずかである。
> - 炎症性腸疾患の新しい治療法に対して，膨大な調査が実施されている。

　潰瘍性大腸炎（UC）やクローン病のために新しく開発されている治療法には不変の潮流がみられる。それには新薬，別の疾患を治療するためにすでに存在している薬剤，新しい医療機器，寄生虫嚥下などの奇抜なアイディアなどが含まれる。

〈新薬の誕生〉

　治療法が広く行き渡り，医学界で受け入れられるようになる前に，あるいは政府や健康保険がそれに対して支払いをするようになる前に，新薬は正式に企画され実施された臨床試験で，有効性と安全性が証明されなければならない。これには多くの理由がある。

　医学創世期には，購入者に対して「Dr. クワック（にせ）の奇跡の万能薬」（もちろん全部ウソででっち上げられた2，3の推薦文で宣伝されている）を販売する人間を規制するものは全くなかった。今日ではそんなこと

はあり得ないと思うかもしれないが，病人や絶望している人を実証されていない有害な治療法ですっかり安心させ，巧みにお金を巻き上げている'健康管理'産業が盛んになっている。こうしたことを防ぐために，薬剤を処方できるようになる前に，有効性を証明するための厳密な検査を義務付けている国がほとんどである。

　第2に，治験は治療薬が安全であることを証明し，どんな副作用が起きるかを特定するために実施する必要がある。

　第3に，治療薬には費用対効果が証明されなければならない。これは患者と医師が個人的には納得できない概念かもしれない。あなたに（あるいはあなたの患者に）効く可能性がある治療薬が，誰とも知れぬ官僚によって高価すぎるとみなされてしまうのは受け入れ難いことかもしれない。しかし，これは今日の医療提供においては重要かつ不可避な部分である。医療科学は急速に進歩しているので，炎症性腸疾患（IBDとその他の疾患）の新しい治療薬は，常に進化し続けており，そのほとんどはバイオテクノロジーや製薬会社によってもたらされている。特にほんのわずかな新しい治療に対しても厳密な治験を通す必要があるという現実を考慮すれば，治療薬の開発やそれらの試験は，極めて高価なプロセスといえる。したがって，新薬が利用できるようになった時は，非常に高価である可能性が高い（開発した会社は，費用を回収し，利益を上げなければならない——つまり会社は慈善団体ではないということである）。薬剤がほとんどの人にとって有効なら，通常問題にはならない。仮に新薬を用いた治療に年間10,000ポンド（これは非現実的ではない）かかるが，効果があるのは治療を受けた患者の10人に1人だけとしよう。つまり1人を助けるのに年間100,000ポンドかかることになる。効き目が100人に1人だけであったとすれば，1人を助けるのに費用は100万ポンドかかることになる。もちろんあなたがその1人なら，資金が有効に使われることになるが，あなたが政府や保険会社の立場なら，あまり魅力的には思えないだろう。新しい治療薬がどんなに高価で有効であっても，すべての人が自由に利用できるとしたら，政府や保険会社はすぐに倒産してしまう。

〈なぜ薬物試験に参加するのか〉

　大病院の多くは薬物試験を実施している。ふつうでは使えない薬剤を試すことができる上，調査に使用でる資金や，たとえばIBDナースを雇うための補助金もその部署に提供される。しかしIBD患者はなぜ薬物試験に参加するのだろうか。

　おそらく一番重要なのは，薬物試験は新しく有効な薬剤に近づける唯一の方法だからである。たとえばインフリキシマブは一般的に使用される前の治験の段階ですでに数百人に提供されていた。さらに新薬のための試験は，IBDの緩解維持を確認するために実施される場合が多いので，1年間は継続される可能性がある。病気がうまくコントロールできない患者にとっては，治験によって1年間新しい治療薬に接近できる可能性がある。さらに良いことに，治験が終了したからといって，患者から効いている薬剤を取り上げることは倫理に反すると承知している製薬会社がほとんどである。したがって，多く（すべてではないが）の治験には，'オープンラベル延長試験'がある。言い換えれば，薬剤が有効である場合，会社は治験を終了した後でさえ，治験中，有効であった薬を希望者に提供し続けることができる。薬剤は治験終了後の数ヵ月間あるいは数年間は一般の人への使用が認可されないケースが多いため，このことは重要である。

　もちろん単に人助けのために薬物試験に参加する人もいる。たとえば，充分に確立している薬の新しい製剤形態の働きを示すために，治験が企画されることもある。明らかにこうした薬剤は，現在利用されている治療薬に比べて，極めて効果が高いということはないようである。それらは通常1日3回の服用が1回で済むとか，1日に9錠の服用が1錠でよいというような，別の利点を追求するためのものである。製薬会社は新しい製剤形態が効くことを，さらに（かなり正確に）証明する義務がある。募集人員が，従来の治療薬が効かない活動性の疾患がみられるケースの新薬の場合とは異なり，これらの治験では，疾患がうまくコントロールされ，病状が安定している人を募集することもある。

〈治験に参加することの短所は何か〉

　試験薬が効くという保証は全くない。そうはいっても薬剤は，大規模試験を実施する前に，少なくとも有効性が示唆された小規模試験を通過しているはずである。薬に副作用が全くないという保証はないが，厳密な安全性試験も通過してきたはずである。試験薬のリスクもまた，IBDの治療に使用されるどんな薬剤にも何らかの副作用があり，潜在的に重症な副作用もかなり多いという事実に照らし合わせて考える必要がある。

　参加者と医療チームは治験に参加することで，ある程度の犠牲も要求される。治験には通常少なくとも数週間ごとの予約が必要になる（試験の初期段階により多く，後のほうが少ない）。参加者は，症状日誌を書き込んだり，断続的に治験を受けるようにも求められる。これは，薬がどの程度有効かについての生きた情報を提供し，どんな患者に最も有効かを特定することにつながる。

　最後に新薬のほとんどの治験には，プラセボ部門があるだろう。すなわち，参加者の無作為に選別された何割かは，プラセボ（偽薬）を受け取ることになる。クローン病や潰瘍性大腸炎のような自然に改善する可能性がある疾患において，これは薬剤の作用を証明するための唯一の方法である。プラセボコントロール試験についての優れた記述（素人によって書かれた）として，'John Diamond 作の蛇油とその他の先入観（2001）' を参照すると良い。

〈新しい治療法〉

　来たるべき治療法の記述が，すぐに時代遅れになってしまうことは避けられない。本書を読んでいる人にとっても，たとえば5年後，10年後に以下に述べる治療法が主流の治療法としていくつ（もしあるならば）受け入れられているかを考えるのは興味深いだろう。IBDの奇跡の治療法を謳う大衆紙の紙面に書かれた珍しくもない記事の解釈方法に，有用なガイダンスを提供する可能性もある。いつでもこのような話題が重大な結果を導くことは滅多になく，ぬかよろこびに終わるケースがあまりにも多い。インターネット上の報告や患者支援組織（付録1参照）あるいは評判の高い

消化器協会の時報のほうが遙かに信頼できる。あるいは自分で検索したいと思うなら，PubMed（http://www.pubmed.com）を検索すれば，自身の病状の解釈に，発表された調査の抄録を見ることができる。

このようなことをすべて述べた上で，現在調査研究中の興味深く新しい治療法の一部を取り上げてみた。

〈寄生虫〉

その通り，寄生虫！ 2章で述べたように，IBDはヨーロッパ諸国でより多くみられるが，現在では発展途上国でもかなり一般的になりつつある。寄生虫の侵入は発展途上国のほうが，遙かに多くみられるが，衛生水準が向上し，侵入の割合が減少するに連れて，IBDの有病率が増加しているという事実も明らかになっている。したがって，寄生虫がIBDへの進行を防ぐ可能性があるのではないか。

この学説から，最終的にIBD患者を治療するために，寄生虫を使った試験が実施された。豚に感染する寄生虫の卵（肉眼では見ることができない）を飲む治療法である。卵は小腸の中で孵化するが，人体という宿主に感染することはない。最終的には便と一緒に体外に排出されるが，寄生虫の存在が，充分に免疫組織の働き方を変容させ，IBDの症状を改善する。比較的小規模のプラセボコントロール試験で，豚鞭虫（*Trichuris suis*）は，潰瘍性大腸炎の患者においてプラセボよりもわずかに有効であると判明した。これが潰瘍性大腸炎にとっての奇跡の治療法ではないことは明白だが，IBDの治療法における魅力的な第一歩であり，この先駆的な研究はさらに発展する可能性を秘めている。もちろん'虫を食すということ'が，気が遠くなるほど難しい第一歩であるという人もいる。

〈白血球除去療法： Leucocytapheresis〉

この技術は日本で開発され，現在潰瘍性大腸炎の治療法として，日本では一般的に使用されている。apheresisは'取り除くこと'という意味で，leucocytesは白血球を表す。この治療法は血液から炎症に関わる細胞であ

る白血球を除去することと関係がある．除去療法を受ける人には，片方の腕に小さな針を刺して血液を除去する機械につなぎ，白血球の一部を取り除く作業を経てから，もう片方の腕に戻すという処置をする．この治療法には1時間ぐらいかかり，初めての場合は週に1回の割合で実施されるケースが多い．日本では除去療法は一般的に使用されているが，厳密な治験結果がなく，処置を行う機械がないという点で，IBDの治療法における世界全体への影響力はいま一歩である．しかしより大規模な試験が熱望されている（ヒルを操っていた往年の医師なら，何かを知っていただろう）．

〈虫垂切除術〉

随分前のことだが，虫垂を切除した人は潰瘍性大腸炎が軽くなるらしいことに気がついた研究者がいた．このことから活動性の潰瘍性大腸炎の患者では虫垂の切除（虫垂切除術）が助けになる可能性があるという学説が導き出された．今のところオーストラリアの少数の患者以外にこの学説を支持するエビデンスはほとんど見当たらない．にもかかわらず潰瘍性大腸炎における虫垂の役割についての調査が続行されている．

〈新薬〉

IBDの新しく可能な治療法として調査研究されている薬剤は，あまりにも多すぎて，すべてをここに列挙することは不可能である．その代わりに，注目度が高い薬剤の中から数種類を取り上げてみた．それらの調査段階はまちまちである．初期に有望であった多くの薬剤が，最終的に期待していたほどの効果がみられなかったとわかるのは珍しくないことを忘れないで欲しい．

炎症性腸疾患における調査の領域とその例
- 古くから使用されている薬剤の新しい適応：ナルトレクソン
- IBDの治療に使用される新しい製剤形態：5-アミノサリチル酸とステロイドの新しい放出メカニズム

- 新薬：新しい生物学的製剤
- 新しい治療法：除去法
- 補完代替医療：催眠療法

〈ナルトレクソン〉

この薬剤は，オピオイド鎮痛剤（たとえばモルヒネ）が作用するのと同じ受容体に作用する。クローン病患者17名の単独研究において，この薬剤はさらに研究する価値があることが示された。現在詳しい研究が続行中である。

〈バイアグラ®〉

びっくり!! かもしれないが，バイアグラ®（シルデナフィル）が理論上クローン病の治療に有効である可能性を示す前向き研究がある。これを発見した研究者は，小規模の臨床試験を実施中である。

〈ヨーネ菌のための抗生物質〉

2章でも述べたように，ヨーネ菌（MAP）は，いまだクローン病における大論争の1つである。MAPを根絶するための抗生物質が効いたという人の体験談から，大規模な論争に発展した。2007年にオーストラリアで適切に実施された研究の中で，熱烈な治療法の信奉者は治験デザインを批判しているものの，抗MAP療法はクローン病の緩解維持としては，有効ではないことが示唆されている。

〈大麻〉

大麻の中に発見されたカンナビノイドという活性成分の1つが，腸の炎症を抑える可能性があると前向き結果で示唆されている。この分野の研究

結果は，クローン病患者における大麻の効果についてドイツで実施された試験によるものである。我々の知識からすると，この結果を利用することは依然として不可能である。

〈まとめ〉

　ここ数十年の間に，IBDの治療法は多様でめざましい発展を遂げてきた。IBD患者と医療専門家の両者が，さらなる前進を期待している。しかし新しい治療法の有効性と安全性を証明するには広範な検査が必要であるため，発展の進度がゆっくりであることはしかたのないことである。市場で手にするすべての新薬のために，何千人ものIBD患者がボランティアで治験に参加していることも，心に留めておいて欲しい。

第12章　食事と栄養

> **キーポイント**
> - クローン病のための成分栄養と半消化態栄養以外に，炎症性腸疾患（IBD）の炎症を改善する特別な食事療法はない。
> - 大規模な調査にもかかわらず，食事がIBDの原因として直接的な役割を果たしている証拠を示すものはない。
> - しかし食事を補整することで，IBDの症状が改善する人もいる。
> - IBDには適度な栄養と水分補給を維持することが重要である。
> - IBDにおけるプロバイオティクスとプレバイオティクスの役割が調査研究されている。

　炎症性腸疾患（IBD）に食事と栄養がどんな役割を果たしているかは，非常によく受ける質問である。IBDの管理において両者が極めて重要であることは驚くに値しない。したがって我々はこの話題に1章を割きたい。

〈自分が食べたものが原因か〉

　食事についてさらに詳しく述べる前に，一番よく受ける質問に回答することと，食事はIBDの原因でも治療法でもないこと（2章参照）を再確認する必要があるだろう。食事の中のさまざまな成分がIBDの潜在的な原因として示されているが，クローン病や潰瘍性大腸炎（UC）の原因については何も証明されていない。この分野に関して膨大な量の調査が実施されているにもかかわらず，このことに変化はない。しかし食事によって病気の活動性や症状の程度が変えられないというわけではない。

〈炎症性腸疾患の炎症を和らげる食事はあるか〉

　この質問に対して簡潔に答えるとすれば，クローン病患者の内で，特に小腸に罹患している場合はYesである．実際，クローン病の子供に栄養療法が第1次選択の治療法として使用されている国もある（8章参照）．この治療法では健康的な食事に必要なすべての基本的成分（脂肪，タンパク質，炭水化物）が，最もシンプルな形で含まれているドリンクを摂取することになる．言い換えれば，そのドリンクは，体内ですべての化合物をつくるのに必要な基本的成分からできている．それは成分栄養あるいは半消化態栄養として知られていて，クローン病患者では腸の炎症を和らげることができる．この治療法の最大のマイナス面は，この食事以外の食べ物を一切摂らない時に一番有効性を発揮するらしいという点である．これがおそらく，成人には滅多に使用されない理由の1つになっている．子供とは対照的に，大人は好物を取り上げられてしまうのには耐えられない人が多い．第2に味がどうしても好きになれないという人（おそらくはほとんどの人）がいる．この解決策の1つは，経鼻胃チューブ（鼻から挿入し，胃に通すチューブ）を使って夜間に食事を摂取する方法である．チューブを鼻から胃に通すと聞くと，かなり強烈に聞こえるが，クローン病の子供の多くは，この簡単な技術を自分で習得し，朝になるとチューブを取り外して，夜になると新しいチューブを挿入する．他の治療法と同じで最大の欠点は，治療を中止した時に病気が再燃してしまう傾向が高いことだろう．

　おそらくこの問題のせいで，成人がこの治療法を行うケースは非常に少ないが，成人にもこの治療法は有効であり，忍容が可能であると報告しているセンターもある．残念なことに，UC患者の炎症を抑える食事療法は存在しない．

📄 ケーススタディー　栄養療法

　ジェイミーは13歳の時にクローン病と診断された．診断される前の約1年間，彼には腹部のけいれん痛と下痢が続いていた．専門医は栄養療法を試すことを提案した．これは入院中に開始され，看護師に教わりながら，すぐに自分で経鼻胃チューブが通せるようになった．

> 自宅で治療が継続され，復学することもできた。時々普通の食べ物が恋しくなるが，栄養療法の方が非常に体調が良く，特に成長が始まって，自分よりもずっと背が高かった友人に追いつき始めたので，彼には全く気にならなかった。

〈プロバイオティクスについて〉

　プロバイオティクスは，腸内の細菌のバランスを変える目的で摂取する細菌で，それによって炎症を和らげることができる（2章で述べたIBDの腸内で細菌が果たす重要な役割を思い出して欲しい）。食事と栄養を扱う章でプロバイオティクスについて述べることは奇妙に思われるかもしれないが，プロバイオティクスは，ヨーグルトドリンクの形で販売されているものが多いため，この章に含まれている。さらにプレバイオティクスの役割についても関心が高まっている。それは炎症を改善する腸内の特殊な細菌の成長を促す，食事で摂取できる物質である。魅力的で刺激的なプレバイオティクスとプロバイオティクスの分野は，IBDにおいて現在最も集中的に研究されている調査対象の1つになっており，すでにいくつかの興味深い結果が生み出されている。たとえばプロバイオティクスの中には，UCの再発を防止する5-アミノサリチル酸と同程度の効果を示すものもある。このような試験から，将来に向けて大いなる刺激と希望が生まれている。しかし試験はプロバイオティクスがIBDの他の治療法の中でどの程度に相当するかを理解するのにも役立つ。少なくとも現時点では，プロバイオティクスとプレバイオティクスは，重篤な疾患というよりは，軽症あるいは中等度のIBDに対する治療法のように思われる。

〈症状をコントロールする特別な食事はあるのか〉

　特別な例外（以下参照）を除けば，食事に関する厳密で手軽なルールはない。UCあるいは大腸のクローン病患者では，小腸が侵されていない限り，食物を吸収する働きに問題はないため，一般の人と同じで，バランス

の取れた健康的な食事をすることが大切である。全般的に守らなければならない食事のアドバイスとしては、症状を悪化させることがわかっている食物は全部避けるということだけである。そのような食物を見つけるための一番簡単な方法は、食事と症状の日誌をつけることだが、この方法がいつでも有効とは限らず、食事から特定の食物を除去することは、資格を持った栄養士のアドバイスに従って行うのが一番有効かつ安全である。食事はあまり制限し過ぎずに、必要な栄養と充分なエネルギーが全部含まれていることが大切である。

炎症性腸疾患の症状を悪化させることがある食物の成分

- 炭水化物
  小さな糖：乳糖, 果糖, オリゴ糖（ラフィノース）
  大きな炭水化物：イヌリン, でん粉
  糖アルコール：ソルビトール
- アルコール
- カフェイン
- 高脂肪食
  食事が症状に影響することはないという人が多い。影響がみられる場合は、上記のような物質を潜在的な要因として疑ってみる必要があるかもしれない。

〈問題を起こす特定の原因はあるのか〉

(炭水化物)

　IBDの症状はほとんどが炎症によって発生するが、食事中のある種の炭水化物の量を減らすことで、下痢、ガス、膨満感の量を減らせる人もいる。しかし特定の炭水化物を食べなかったとしても、IBD自体には効果がない。

　炭水化物は食事の重要な部分である。炭水化物分子の大きさは、小（ショ糖, 果糖, 乳糖など）から中（オリゴ糖など）さらに大（イヌリン, でん粉など）までさまざまである。炭水化物の消化と吸収には人によって違

いがある．たとえば人はみなブドウ糖を簡単に吸収することができるが，他の人より果糖の吸収が良いという人もいる．小腸で吸収されなかった炭水化物は，大腸に運ばれ，細菌によって発酵される．

（小さな糖：乳糖及び果糖）

　牛乳の中にある乳糖という糖を吸収できない人がいる．これは乳糖を消化するラクターゼと呼ばれる酵素が欠乏しているためである．乳糖分解酵素欠損症は，特定の人種グループ（たとえばアジア人）でかなり一般的にみられるが，クローン病患者にも若干多めにみられるようだ．ラクターゼが欠損している人にとっては，食事の中の乳糖の量を減らすことが有効かもしれない．ハードチーズ，ライブヨーグルト，カッテージチーズは，牛乳やクリームと比較すると乳糖の量が少ない．乳糖の量を減らした牛乳を購入することもできるが，豆乳も代用品の1つである．しかしカルシウムとビタミンDの充分な摂取は重要であり，酪農製品は食事においてこのような物質の主要源の1つであることを忘れてはならない．

　果糖は食事に含まれるもう1つの糖である．私たちが吸収することができる果糖の量は限られている．限界を越えた場合，果糖の一部が大腸を通過し，膨満感やガスの症状を引き起こすことがある．果糖をどの程度吸収できるかは，人それぞれであり，同じ人でも経過の中で異なるだろう．果糖の摂取を減らすことで，IBDの何らかの症状を抑えることができる人もいる．

（大きめの炭水化物）

　大きな分子の炭水化物は，消化されずに小腸を通過する．これは炭水化物を吸収可能なもっと小さな糖に分解する酵素が欠けているためである．キャベツ，小麦，タマネギなどの食物は，このような炭水化物源である．それらが大腸に到達すると，大腸に生息していて，ガス，膨満感，下痢などの症状を悪化させることがある細菌によって素早く発酵される．これはIBDの症状があろうが無かろうが，どんな人にでも起きることである．

(カフェインとアルコール)

　カフェインとアルコールによってIBDの症状が悪化してしまう人がいる。このような物質の摂取を減らしたり，必ず食物と組み合わせることで，その影響を最小限に抑えることができる。

　食事を補整しても，治療の代わりにはならないことを強調することが大切である。成分栄養以外に，食べものを変えることで，腸内の炎症の量に影響を与えることはできないし，単に症状を悪化させてしまう食物中の物質を減らすだけに過ぎない。第2に，後で述べるが，栄養はIBDと食事において一番重要であり，IBDでない人にとって適切なことが，IBD患者にとっては正しくないという場合もある。資格がある栄養士は，症状のコントロール法をアドバイスできるし，必要な栄養がすべて摂取できているかを確認してくれる。

〈繊維はどのくらい食べるべきか〉

　繊維は食事の中の重要な要素である。繊維は消化されないさまざまな炭水化物からできていて，果物，野菜，豆類，ナッツ，穀物の中に含まれている。繊維には便を軟らかく，通過しやすくする働きがある。便の量を増やす繊維もあれば，細菌によって発酵し，腸内で有益な細菌の成長を促す繊維もある。繊維の発酵によって産生された物の中には，健康な大腸にはかかせないと考えられているものもある。したがって，IBDであろうとなかろうと，食物繊維を適度に摂取することが大切である。しかし例外もある。第1に，活動性の疾患があるIBD患者は繊維で下痢が悪化してしまう可能性があるため，病気が活動性の場合は，低繊維食にしたほうが過ごしやすいという人もいる。第2に，繊維が発酵するとガスが発生するため，膨満感に悩まされる人の中には，食事に含まれる繊維の量を減らすことで，症状が改善する人もいる。

〈小腸のクローン病患者についてはどうか〉

　クローン病患者の中には，小腸が狭窄してしまっている人がいる。人間

には消化することができない食物があることはご存知だろう。たとえば，とうもろこしはほとんど変化せず，明るい黄色のまま体内を通り抜け，便の中にはっきりと確認することができることが多い。このような食物はたくさんあり，狭窄があると詰まってしまうことがある。すると，腹部のけいれん痛や吐き気の症状が発生し，閉塞が重症の場合は嘔吐してしまう。幸いこのように詰まったものはゴロゴロと流れ出るような大きな音をたてながら，自発的かつ正常に通り抜ける。狭窄性の疾患があるとわかっている人は，閉塞を避けるために，低繊維食にするようアドバイスされる場合もある。ナッツ，種物，ある種の果物や野菜は，避けるべき食物の例である。必要な栄養が足りているかを確認しながら，資格を持つ栄養士から，食事に対する適切な理解を得るためのアドバイスを受けることが，またしても最善の方法である。

　小腸クローン病で，特に腸の広範囲が侵されていたり，腸の一部を切除したことがある患者には，食物の吸収に関する問題が生じることがある。これによって栄養不足や体重減少だけではなく，下痢が増悪する。このような人の場合は，高脂肪の食物が特に問題であり，油っこく悪臭を放つ便がでることに悩まされる人もいる。クローン病のこの問題に関しては潜在的にさまざまな原因があり，解決できるものもあれば，できないものもある。食事の中の脂肪分や油っぽい食物の量を減らすことが症状を改善する一番簡単な方法であるケースが多い。

〈サプリメントを摂取するべきか〉

　健康な人の多くは，バランスの取れた食事をしている限り，サプリメントを摂取する必要はないが，IBDの人においては，ビタミンとミネラルが不足するリスクが高まることは確かである。

(鉄)

　たとえば鉄の欠乏は，IBD患者によくみられる。店頭販売されている多くのマルチビタミンには鉄が含まれているが，用量が少なすぎてほとんど効き目がないものが多い。したがって鉄の錠剤または液体を処方してもら

う必要があるだろう。残念ながら鉄を経口摂取すると，胃腸に副作用が起きてしまう人が多い。IBD患者の中にも，経口の鉄サプリメントで病気が悪化してしまう人がいる。幸い鉄剤は簡単かつ安全に点滴することができる。これだと非常に素早く効果が現れるので，経口の鉄サプリメントより人気がある。

(ビタミン B12)

クローン病の人にみられるもう1つの問題は，ビタミン B12 のレベルが低くなることである。このビタミンは肉，卵，酪農製品のような食物の中に含まれている。ビタミン B12 は，クローン病に最も侵されやすい小腸の終末部位で吸収される。それゆえ回腸末端に活動性の炎症がある人や，その部位を外科的に切除したことがある人は，B12 のサプリメントが必要になることがある。この場合通常年に4回注射で投与する必要がある。

(ビタミン D)

ビタミン D のサプリメントも必要になることがある。IBD の人は骨が細くなるリスクが高まるので，特に重要である。実際医師は患者がステロイドを摂取している場合，骨を守るためにカルシウムとビタミン D のサプリメントを処方する。

(葉酸)

葉酸は，IBD の人に頻繁に処方されるもう1つのビタミンで，特にスルファサラジンやメトトレキサートなどの代謝や吸収を阻害する薬剤を摂取している人に処方される。もちろん妊娠を考えている人は，IBD であろうとなかろうと葉酸の錠剤を服用するべきである（16章も参照）。

(その他のビタミンとミネラル)

短腸症候群の患者を除いて，前述したもの以外の栄養やビタミンの欠乏は，比較的少ない。

〈栄養〉

　脂肪，炭水化物，タンパク質は，基本的な必須栄養素であり，すべてが食事の重要な部分である．前述したように，クローン病が大腸に限定されている人や潰瘍性大腸炎の患者では，どの必須栄養素の吸収に関しても全く問題がない．その代わり，食欲の減退や下痢の重症度を緩和しようとして，食事不足に関する問題が浮上する傾向が高い．腸に活動性の炎症があると，体には通常よりも多めのエネルギーが必要になることを忘れないで欲しい．つまり活動性の IBD がみられる人は，栄養不足になるリスクも高くなっているという意味である．このような状況では，食事を少量ずつ頻繁に摂取することや，栄養ドリンクを飲むなどの簡単な方法が，役に立つことがある．

　クローン病が小腸に罹患していたり，小腸の一部が切除されている場合は，必須栄養素の吸収に関して問題が生じることがある．栄養失調という言葉を聞くと，飢餓難民が映し出されたテレビの映像を思い浮かべるが，体形にあのような明確な変化が現れなくても，栄養失調だというケースもある．軽い栄養失調の症状は，わずかで特別なものではなく，疲労感，エネルギーの欠如，感染症にかかりやすくなることなどである．もちろん栄養失調の一番顕著な兆候は，体重の減少である．栄養失調のリスクがある人は，体重の減少に配慮する必要がある．時々自分で体重を量ったり，洋服やジュエリーが緩くなってきたなどのサインに注意することは，早期に問題に気付くための簡単な方法である．

　栄養不足は発育を妨げ，思春期を遅らせることがあるので，栄養は IBD の子供や若者にとっては特に重要な問題である．これは栄養療法がこの年代で非常に人気があることのもう1つの理由である．すなわち栄養療法は，クローン病の治療だけではなく，栄養状態をも改善する．

〈短腸症候群〉

　まれではあるが，小腸がうまく機能しないために，必須栄養素を充分に吸収できないことがある．これは何度も手術を受けたり，最終的に小腸の

広範囲を切除しているクローン病患者に一番多くみられる。この症状は腸不全または短腸症候群と呼ばれるが、幸い非常にまれである。短腸症候群の人は、必須栄養素を摂取するために経静脈栄養（直接血管から）に頼ることもある。この分野の技術はこの数十年で進歩したので、現在英国では数百人の患者が自宅療養し、経静脈栄養だけで普通の生活を送っている。

〈上手に水分補給すること〉

IBD患者には水分補給を維持することも重要と考えられており、下痢をしている時は特にそうである。脱水は疲労感や衰弱を含む一般的な症状を引き起こす。暑さによって問題が加速してしまうことがある。脱水のリスクに配慮し、定期的に水分を摂取するだけで充分な人がほとんどだが、塩分とグルコースを含む補水塩溶液を飲むことが、再水和にとっては一番安全な方法である。短腸症候群の人は、塩分と糖分が加えられていない水を飲むと、脱水が増悪してしまうことを知っていなければならない。したがって医療チームはこれがあなたに当てはまるかどうかを話してくれるだろう。結腸切除術を受けたことがある人も、人工肛門（ストマ）や嚢から多くの塩分と水分が失われるので脱水になりやすい。

〈まとめ〉

IBD患者にとっての最大の挑戦の1つは、何をどのぐらい食べたらよいかについて知ることである。食事のアドバイスをしてくれる最良の人物は、資格のある栄養士で、特にIBDに関心がある人である。試行錯誤的に食物を除去することや食物日誌をつけることで、有用な情報を得ることができる。最終的には、他のIBD患者から体験談を聞くことも助けになるかもしれない。

第 13 章　腸管外合併症

> **→ キーポイント**
> - 炎症性腸疾患の約 4 分の 1 の患者に，腸管外合併症が現れる。
> - それらはおもに骨，関節，皮膚，眼に発症する。
> - 多くはないが，他の器官にも発症することがある。
> - 複数の腸管外合併症が発現する患者が多い。

　炎症性腸疾患（IBD）は腸以外の部位に問題を起こすことがあり，それらは腸管外合併症（EIMs）と呼ばれている。一般的なものもあるが，かなりまれなものもある。貧血や骨粗鬆症などの病気自体が原因で発症する合併症もあれば，IBD と遺伝的または病理学的な関連があるように思われる合併症もある。

　IBD の約 4 分の 1 の患者には EIMs が進行する。EIM が 1 つみられた場合は，別の EIM になるリスクも高いようである。おもに IBD が大腸に罹患している人も，ある理由から，EIMs になるリスクが高いように思われる。

〈関節と骨の疾患〉

(腸疾患合併関節炎)

　IBD の人にみられる特有な関節炎で，IBD 患者の約 10 ％に発症し，さまざまな形態をとる。

表13.1　IBDの一般的な腸管外合併症

関節と骨	腸疾患合併関節炎 仙腸関節炎 強直性脊椎炎 骨粗鬆症
皮膚	結節性紅斑 壊疽性膿皮症
眼	上強膜炎 ぶどう膜炎
肝臓と胆道	コレステロール胆石 原発性硬化性胆管炎
血液	貧血 静脈・動脈血栓症
口腔	アフタ性潰瘍 口腔顔面肉芽腫症
全身の	体重減少 発育障害
悪性腫瘍	大腸癌 リンパ腫
腎臓	シュウ酸塩結石 尿酸塩

（末梢関節炎）

①タイプ1

　1つまたは2，3の大きな関節が侵されるようなタイプの関節炎の人には，くるぶしや膝に熱を持った腫脹が現れる。発病はIBDの再燃と表裏一体の傾向があり，結節性紅斑や虹彩炎のようなそれ以外のEIMsと関連していることもある。

②タイプ2

　複数の小さな関節が侵されるようなタイプの関節炎の人には，指関節に炎症が起きることがある。この問題はより慢性的になる傾向が高く，IBD自体の活動とは必ずしも関係が無く，通常IBDのための治療以外にも別の治療が必要になる。

(軸性疾患)

　強直性脊椎炎は，IBD患者の約5％に発症する。腰椎に背部痛やこわばりが起きることが多い。疾患活動は腸の炎症とは無関係である。治療には理学療法や抗炎症薬，インフリキシマブが使われることもある。仙腸関節炎は，仙腸関節だけを侵す軸性関節炎のもう1つの型である。

　IBDの関節炎を治療するのに使用される薬は，関節炎の活動がIBD自体の活動に準じているかどうかによって異なる。準じている場合は，腸の炎症を治療するだけで充分である。5-アミノサリチル酸をスルファサラジン（元々関節炎の患者の薬剤として開発された，8章参照）に変更すると効果的である人が多い。関節炎の治療にはステロイドを使用することもある。

　イブプロフェンのような非ステロイド性抗炎症薬は，関節炎患者にとって優れた鎮痛剤である。残念ながらIBD患者の中にはこの薬で病気が増悪してしまう人がいるため，できる限り避けられている。

〈骨粗鬆症〉

　骨粗鬆症は全体的に骨が痩せるもので，骨折のリスクを高める。年齢と運動不足に伴い骨は次第に痩せていくので，年をとればとるほど転倒で骨折しやすくなるのはそのためである。IBDにおいては，腸の炎症，栄養吸収の不能，ステロイドを用いた治療の結果，ふつうより早く骨が痩せてしまうことがある。ステロイドを使えば使うほど，骨粗鬆症になるリスクは高まり，ひとたび大体7〜8コース投薬されているなら，さらに罹りやすくなる。骨粗鬆症を防ぐために，ステロイドを使用する場合は，カルシウムとビタミンDを処方する医師が多い*。

　骨折が起きなければ，骨粗鬆症には何の症状も現れないので，定期的に骨密度を調べない限り，進行を知る手だてはない。骨粗鬆症になるリスクが高い人は，2，3年ごとに骨量減少症（骨粗鬆症の早期の兆候），あるいは骨粗鬆症を検査するために，骨密度測定（DEXA）スキャンを実施するべきである。これはカルシウムとビタミンDのサプリメントで治療することができ，さらに特別な治療が必要になるケースもある。骨密度スキャ

＊ IBDでは他疾患と異なりステロイドでの維持治療は行わない。使用の際には短期間にとどめる。

ンを受けたことがない場合は，その必要性に気づいてもらえるよう，次の予約の際に主治医に聞いてみるのもよいだろう。

　喫煙も骨粗鬆症を悪化させる。これも禁煙すべき理由の1つである。

〈皮膚〉

　結節性紅斑は，IBDの活動期に発生する疾患である。IBD患者の約8％（12人に1人）はある時点で結節性紅斑になる。大きさ約1～2cmの熱を持つ赤紫の柔らかい塊がむこうずねに現れ，それ以外の部位に現れることは滅多にない。結節性紅斑は，1，2の腫れて痛みのある関節炎と関連がある。活動性のIBDを治療することだけで充分な場合が多い。腫脹は2，3日続き，次第に収束していく。

　壊疽性膿皮症は，IBDの経過の中で2％（50人に1人）の人に発症する潰瘍性の皮膚疾患である。それは腸の炎症の活動性とは関係がない。まず初めに，周りが赤い単独の膿疱（頂点が白いスポット）が，一般的には足であるが，体のどの部位にも現れる。その後頂点が黒ずんで，潰瘍になり，拡大していく。治療をしないで自然に治癒することはない。壊疽性膿皮症は治療しないままだと大きく広がりひどく痛むようになる。複数の病変が現れることは滅多にない。まず初めにさまざまな軟膏が試されるが，一番有効な治療法はインフリキシマブである。

〈眼〉

　強膜炎やぶどう膜炎は，眼を侵す炎症性の疾患である。強膜炎あるいはぶどう膜炎の人は，赤い眼のただれに悩まされるだろう。このような症状がみられる人は，眼科専門医に精密検査をしてもらう必要がある。まれではあるが，治療せずに放置すると，視力を損ねることがあるからである。

〈肝臓と胆道〉

(原発性硬化性胆管炎)

　この疾患は胆管（biliary tree）を侵す。胆管は肝臓から産生された胆汁が流れる水路と管の組織であり，脂肪の消化を助ける腸に胆汁を運ぶ。胆管は細い枝から始まり，それが合流してより大きな枝を形成し，最終的には一本の太い幹になる。したがって用語に'木（tree）'が用いられている。

　原発性硬化性胆管炎（PSC）は，クローン病の人にはあまり多くはないが，潰瘍性大腸炎の5％まで（20人に1人）に発症する。大腸炎になる前に発症することもある。胆管の狭窄が徐々に進行し，胆汁の流れをせき止めてしまう。早期では，肝臓の血液検査に異常が現れるだけだが，後に黄疸と肝硬変が進行する。

　肝臓の血液検査で異常がみられるIBD患者には，肝臓の超音波検査やCT，MRIなどの詳細な検査が必要になることがある。これは早期のPSCを発見するための最も簡単で安全な方法である。進行を防ごうとして，ウルソデオキシコール酸錠剤で治療するが，なお慎重なモニタリングが必要である。最終的に肝移植が必要になる人もいる。PSC患者のための患者支援グループがある（付録1参照）。

　PSCは大腸癌のリスクが高まることとも関連があるので，PSCの人には皆，癌早期発見のために，毎年大腸内視鏡検査が求められるだろう。

〈胆石〉

　胆石は胆嚢内に形成される石である。胆嚢は胆管につながっている袋である（図13.1参照）。何かを食べた時，胆嚢が脂肪の消化を助けようとして，中身を放出しようと収縮するまで胆汁はそこに蓄えられている。胆石は非常にありふれた疾患であるが，クローン病の人は胆石が進行するリスクが高くなっている。回腸末端が侵されていたり，切除している場合は，特にそうである。胆石のほとんどは症状が現れず，治療する必要はない。しかし疼痛，黄疸などのさまざまな問題を引き起こすことがあり，その場合は，手術が最善の治療法である。

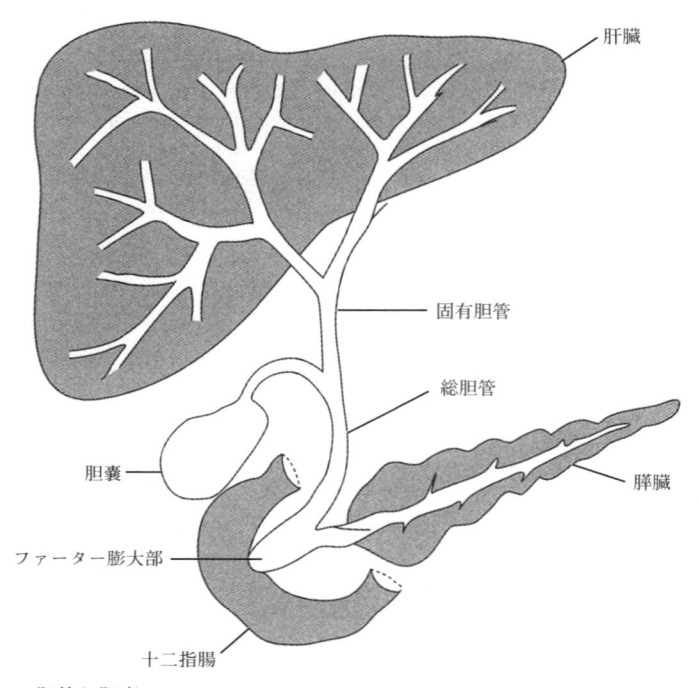

図13.1　胆管と胆囊

〈血液〉

(貧血)

　IBD患者には多くの理由から貧血が起きることがある。腸壁からの失血が一番の原因だが，便の中に血液が見えなくても出血していることがある。ビタミン（たとえばビタミンB_{12}と葉酸）や鉄の吸収不良によっても貧血が起きる。軽症の貧血では症状が現れないこともあるが，重症になるにつれ，息切れや疲労感が生じる（4章参照）。治療で症状やQOL（生活の質）をいちじるしく改善できるので，貧血は治療するべきである。

(静脈と動脈血栓症)

　最も有名な例が，深部静脈血栓症（DVT）と肺塞栓症である。DVTで

は，大きな血管の1つに血栓が形成され，足にできるケースがほとんどである。侵された足は，赤くなり痛みと腫れが生じる。肺塞栓症は血栓のかけらがDVTからはがれ落ちて血流にのり，肺に到達した時に発生する。これは生命を脅かす可能性がある疾患であり，胸痛や息切れを引き起こし，喀血する人もいる。このような疾患は比較的まれであるが，IBD患者は他の人に比べて約3倍進行しやすい。たとえば手術後や長時間の飛行機旅行などの長期の安静（不動）によっても，これらの疾患が発生しやすくなる。このような理由から，血栓の進行を減退させるために，毎日病院でヘパリン注射を受けることが許可されているIBD患者がほとんどである。肺塞栓症とDVTには，緊急の診察が必要である。

〈口〉

(アフタ性潰瘍)

ほとんどの人が断続的に悩まされる口の中にできる小さな潰瘍である。それは痛み，特別な治療をしなくても自然に治癒する。しかしIBDの人には発症しやすい。

(口腔顔面肉芽腫症：OFG)

口腔顔面肉芽腫症の人には，口腔や口の周りに炎症が起きる。口腔の潰瘍と同時に頬と唇の浮腫がみられる。クローン病と密接な関係があり，腸の炎症のどんな兆候よりも先がけて現れる。口腔顔面肉芽腫症の患者は，まだ発症していなくてもクローン病になるケースがほとんどである。薬剤が有効かもしれないが，シナモンや安息香酸（清涼飲料に含まれていることが多い添加物）を含む食物を制限することで症状が改善する場合もある。

〈悪性疾患〉

(大腸癌)

大腸全体がIBDに侵されている患者は（すなわち全潰瘍性大腸炎とクローン大腸炎），大腸癌のリスクが高くなっている。大腸癌に進行するリ

スクは，時間経過に従って次第に高まっていく。そうはいっても，リスクはまだ小さい。癌は大腸内の異常な細胞（異形成）からなる小さな斑で始まる。IBD患者が癌になるリスクを下げようと思うなら，大腸癌に進行するリスクが高い人（すなわち広汎の大腸疾患に10年以上罹っている人）に対して定期的に大腸内視鏡検査を実施することである。これは大腸内視鏡サーベイランス検査として知られている。異形成の部位を探すために，大腸を緻密に検査する間，多くの生検が取られ，時々異常を際だたせるための染料が腸壁に吹き付けられる。内視鏡検査の期間はまちまちだが，通常1～5年の間である。PSC（原発性硬化性胆管炎）の人は特にリスクが高く，PSCの診断がつけば，毎年検査する人がほとんどである。生検の中に異形成が発見された場合は，大腸の全摘出手術をするように言われるだろう。これによって癌の進行が食い止められ，結果的に生命が救われることになる。

(リンパ腫)

IBD患者にリンパ腫のリスクが高まるか否かはいまだに不明である。8章で述べたように，アザチオプリンのような薬もリンパ腫になるリスクを高める可能性があるという事実が，この問題を複雑にしている。IBDがリンパ腫と関連があるとすれば，まだよくわかっていない事象の中で唯一言えることは――比較的まれな型であるこの癌が高まるリスクは，おそらくわずかだろうということである。

(腎臓)

IBDは腎臓結石になるリスクを高めることと関係がある。この背景にある理由は複雑だが，さまざまなミネラルの吸収と部分的に関連がみられる。尿の酸性化にともなう脱水と変性（IBD患者に発生することがある）が組み合わさって，尿道結石が進行しやすくなる。腎臓結石から，尿道系の感染が発生しやすくなる。腎臓と膀胱を結ぶ管に石が詰まれば，腎仙痛として知られる激しい痛みが起きる。腎臓結石は血尿と関連していることがある。

(全身の)
①体重減少
　活動性のIBD患者には普通にみられる所見であり，食欲減退，吸収不良，活動性の炎症の内のいくつかまたは全部が組み合わさって現れる。栄養の重要性については，12章で述べた。

②発育障害
　IBDの子供に発育障害が起きる理由は，前のパラグラフで書いたものと同様である。しかし発達障害の潜在的な原因に，思春期遅発症とステロイドの使用が追加される。これは15章で詳しく述べる。

〈まとめ〉
　IBDと関連している非常に広範で多様な疾患がある。IBDと連動して再燃するものもあれば，そうでないものもある。多くのまれな疾患についてはあえて言及しなかったが，発症しやすいほとんどの腸管外合併症について論じた。

第14章　自分のために何ができるか

> **キーポイント**
> - 自助することで，病気をコントロールしていると実感できる．
> - NACC，CCFA，ACCAなどの患者支援団体は情報を提供し，患者の立場に立った支援をしてくれる．
> - クローン病の場合は，禁煙は非常に重要である．

　慢性疾患を抱えながら生きていく上で身につけるべきことの1つは，「人生を病気の思うままにはさせない」ということである．これは病気を否定したり，炎症性腸疾患（IBD）でないようなふりをするという意味ではなく，むしろIBDでありながら普通の生活を送り続けるということである．「できることはすべて自分で行う」という姿勢が，核心的な部分である．この章では，'自助'のカテゴリーに当てはまり，あなたがしたいであろういくつかの事柄に焦点を当てる．もちろんすべての内容が誰にでもあてはまるわけではないし，他よりももっと重要なものもあるだろう．それでもなお，我々は少なくとも思索に役立つ何かしらのヒントを提供しようと思う．

〈患者会に入ろう〉

　NACC（英国），CCFA（米国），ACCA（オーストラリア）（付録1参照）などの患者会の発展は，IBD患者にとって直接的にも，間接的にも積極的な効果をもたらしてきた．これらの組織は，情報と支援の価値ある発信源である．患者会は医療専門家によってではなく，IBD患者によって運営さ

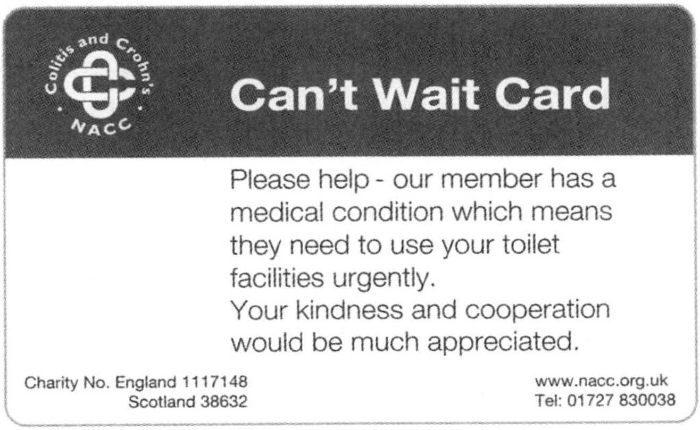
Colitis and Crohn's NACC
Can't Wait Card
Please help - our member has a medical condition which means they need to use your toilet facilities urgently.
Your kindness and cooperation would be much appreciated.
Charity No. England 1117148
Scotland 38632
www.nacc.org.uk
Tel: 01727 830038

待てないカード
どうか助けてください　―この会の会員には至急トイレを使わせてもらわなければならない病気があります。
あなたのご親切とご協力に心から感謝いたします。

図 14.1　NACC会員カードの背面に付いている‘Can't wait card（待てないカード）’

れているので，患者の視点に立った患者のための支援に焦点が当てられている。たとえばIBD患者のための英国患者会であるNACCのメンバーは全員，自己説明に役立つ‘Can't wait card（待てないカード）’（**図 14.1**）を受け取る。

患者会はIBD患者が直面するであろう，あらゆる挑戦に対して，有用な情報を提供してくれる。たとえば，旅行保険に入りやすい会社を教えることができるし，IBDの人が利用できる福祉給付金やその請求の仕方についての情報も提供してくれる。

患者会は医師によって運営されているわけではないが，IBD患者を治療する医療専門家と密接な関わりを持っている。したがって，たとえば薬剤や手術などの正確な医学情報が提供されているのは確かである。

患者会には，すでに述べた例をはるかに超えた大きな役割がある。患者会は調査研究のための資金も集める（筆者2人は幸運にもNACCから調査助成金を受けている）。それは強力で非常に効果的な院外組織である。たとえば，NACCは最近資金調達のために地方や国の医療機関に圧力をか

けながら，IBDナースの重要性に対する意識を喚起するために，キャンペーンを展開した。これはIBD患者にとって実際大きな利益をもたらす可能性を持っている。最後に地方団体を通じて，患者会は強力な社会ネットワークを作り上げていることが多く，楽しいと同時に，必要な時に非常に頼りにもなる。

患者会はその性質から，会員の献身と苦心によって成り立っている。したがって，地方や国の組織に加入していない場合は，どうか患者会について考慮してみて欲しい（詳細な組織名や連絡方法は付録1を参照）。

> **患者の視点　NACC会員からのコメント**
>
> NACCは，IBDやその治療法を理解するために，明確で簡潔な情報を提供している。
>
> 私はいつも会報を受け取るのを楽しみにしています。最新の調査企画や資金調達のためのイベントについての詳しい情報や，他の患者さんからの秘訣やアドバイスが載っているし，質問と回答のコーナーもあるからです。どのページを読んでも楽しいし，1人じゃないって感じることができます。
>
> 私は地域の支援団体に出席し，他の患者さんと話ができることはとても有意義だと思います。
>
> NACCウェブサイトは，情報提供に加えて，若い人のために討論会を行っている。質問したり，体験を述べたりする絶好の機会であり，全般的にはコミュニティーの1つになっている。

##〈クローン病なら禁煙しよう〉

2章で，クローン病患者に対する喫煙の悪影響と禁煙の有効性について述べた。思い出して欲しいのだが，禁煙には病気の活動性や症状を改善し，薬の効能を高め，手術が必要になる確率を下げる効果がある。あなたがクローン病で喫煙しているなら，禁煙は病状を変えるために自分でできる最

も重要で有効な方法である。

　もちろん禁煙には心臓病，慢性肺疾患，肺癌だけでなく，さまざまな癌になるリスクを下げる効果もある。このような理由から，潰瘍性大腸炎患者も禁煙を考えてみるべきである。それには明らかな経済的効果もある。

　言うまでもなく簡単には禁煙できない人がほとんどである。止めるための確固たる理由を持つことが重要であり，クローン病は禁煙のための恰好の理由になる。現在では禁煙外来がある病院が多いので，その中の1つを紹介してもらうこともできるだろう。たとえばガムやパッチのようなニコチン置換が有効な人もいれば，がまんするだけでやめられる人もいる。禁煙に役立つ多くの自助ガイドがあり，禁煙の誓いを立てる人もいる。どんな方法を選ぼうとも，遅すぎるということはない。前に失敗した経験があっても，再挑戦することを諦めないで欲しい——次はうまくいくかもしれないから。最後にもっと説得が必要とあらば，幼年期の受動喫煙は，IBDになる可能性を高める。時には自身のためというよりは誰かのためのほうが，頑張れるという場合もある。

〈薬を飲もう〉

　毎日薬を飲むのは，めんどうで退屈だ。薬が再発を防ぐためのものであり，すぐに効果が現れない場合は特にそうである。つらく不快な副作用に悩まされる薬もあれば，服用してから数週間，数ヵ月たってからやっと効果が現れる薬もある。副作用を最小限にする方法とともに，何のために薬を服用するのか，またどのように作用するのかを理解することで，薬が飲みやすくなる場合もある。さらに薬を日常生活の一環として，たとえば食事の時，あるいは起床時と就寝時の習慣の1つとして服用すれば，忘れずに飲むことができるようになるかもしれない。小分けされた仕切りの中に服用する日付けと時間を書いたラベルを貼って，錠剤を保管する薬箱を利用している人もいる。服薬について困ったことがあればどんなことでも，医療チームまたは薬剤師に相談しよう。

　もちろんあらゆる薬が誰にとっても有効というわけではなく，最適の組み合わせが見つかるまで薬を変えなければならないケースも多い。薬の1

つ，あるいは全部を止めたいと思う場合は，医療チームのメンバーに相談することが何より大切だろう．突然薬を中止することで，実際危険になるケースもある（8章参照）ので，医師や看護師とオープンに話ができると思えることが重要である．それには，以下のことが必要になる．

〔医療チームと良い関係を築こう〕

医療チームのメンバーは共感的で，親しみやすい人がほとんどだろうが，中でも話しやすいと思う人がきっといるはずである．たとえばプライベートなことを話す時は，同性の人のほうが相談しやすいかもしれない．IBD患者を診る医療チームは，ほとんどが男女混合チームで，このような問題に対して敏感である．開業医（GP）がチーム内で重要な位置を占めるということも忘れないで欲しい．長年付き合いがある家庭医のほうが，問題によっては専門医より話しやすいという人もいる．

手軽に医学的なアドバイスが得られることは，IBD患者にとって必要不可欠である．多くの病院には，予約と予約の合間にチームと連絡が取れるヘルプラインがある（7章参照）．タイミングよく電話すれば，不必要な来院や再発をも防ぐことができる．医療専門家と話し合う必要があると感じた時には，後ではなく，その時すぐに確認することが何より肝心だ．

〔将来の計画を立てる〕

IBD患者は普通の生活が送れないというわけではないが，事前に計画を立てておいたほうが生活しやすくなるという場合もある．公共施設の場所を知っていることや，信頼できる友人がいること，突然トイレを使っても気にしない親戚がいてくれることは，外出する際，特に病気が再燃している間は非常に心強い．

同様に，休暇について事前に考えておくことも大切だ．薬が充分あるかを確かめたり，遠出している間に再発したらどうすればいいかを心得ておくこと，旅行保険について事前によく検討しておくことは，全部大事である．やっと確保した休暇の前日に，このようなことで悩んだり，ストレスに感じたりすることは何とか避けたい．

特に病気が活動期の時は，着替えを持ち歩く人もいる．必要がなくても，

「持っている」という安心感から，まさかの事態に対して自信を持つことができる。

（積極的になろう）
　積極的になることの重要性を過小評価してはいけない。口で言うのはたやすいが，実行するのは難しいという場合もある。しかし物事を前向きにとらえようとすることで，精神的にだけではなく，身体的にも体調が良くなること請け合いである。積極的であるということは，病気に関してだけではなく，人生そのものにおいても，成功を認識するということである。楽しみを見つけ，人生を病気の思うままにさせないことで，積極性を体感することができるだろう。ユーモアもまた逆境に対処する大変有効な道具である。厳しく困難な状況を笑い飛ばしてしまうことが，病気に対処する最善の方法である。

（自分に期待しすぎない）
　反対に，自分に過度な期待をしてはいけない。病気が活動期の時は，休息と療養の時間をたっぷりと取るようにする。同じように再発と手術から回復する時間も確保する。――手術や重症の再発から充分に回復するためには，数週間または数ヵ月の時間を要する。落ち込んだり，怒りを感じたりすることも受け入れる。「どうして自分だけがIBDになった運の悪い人間なんだ」と思うことがあるかもしれない。それは自然な反応であり，それに対して罪悪感を持つべきではない。人間良いときもあれば悪いときもあるのだから。

（ストレスを避けよう）
　2章の中で，ストレスが一部のIBD患者にどう影響するかについて述べた。ストレスで病気が悪化すると思うなら，生活の中からストレスの量を減らそうとする努力が必要である。ストレスから完全に解放された生活を送ることは不可能だが，自分でもいろいろな方法を試せる。余暇を最大限に利用することも大切だ。休暇を取ること，家族や友人と有意義な時間を過ごすこと，時にはただ何もせず過ごすことは，ストレスにうまく対処す

る大切な方法である。皆が皆というわけではないが，リラックス法や瞑想が有効な人もいる。

> **ストレスに対処する：職場や家庭での秘訣**
> - ストレスの原因を突き止めよう。
> - ストレスを感じる事には事前に計画を立てよう。──準備することで，ストレスの量を最小限にできる。
> - 抱え込み過ぎず，限界を知ろう。'No'と言えるようにしよう。
> - 時間を有効に使おう。
> - 代行──自分がする必要のないことは，別の人に頼もう。

（頭を使って食べよう）

IBD の食事と栄養について 12 章にわたってまとめた。健康に充分配慮しながら，症状を悪化させる食物を避けることが，再発に対処する最善の方法である。脱水や活動期の IBD 患者に発生しやすい症状を避けることも大切である。最後に海外旅行へ行く際，衛生的な水が期待できない場合は，果物の皮を剥くこと，市販のミネルルウォーターを飲むこと，サラダを避けること（大抵は水道水で洗われているので）は食中毒のリスクを最小限にするための賢明な予防措置である。これによって休暇が台無しになるだけではなく，IBD の再発も誘導されてしまうだろう。

（運動しよう）

活動的であることは，肉体的だけではなく，精神的にも良いことである。もちろん活動性の IBD は，運動能力に影響を与え，運動をするまでのエネルギーに至らない場合さえある。運動で便意が生じることもあるが，緩解状態か軽症な人の場合は特に，外出して，自然の光と新鮮な空気の中に身を置くと，気分が晴れることがよくある。最近軽い運動によって，軽症または不活性のクローン病の人の QOL（生活の質）が改善することを示した研究がいくつか発表されている。重要なことに，運動には骨粗鬆症になるリスクを下げる働きもある。

骨粗鬆症のリスクを最小限にすること

13章でIBDの人は骨粗鬆症になるリスクが高まることについて述べた。そのリスクを減らす簡単な方法は，以下のものである。
- 禁煙する。
- 体重を抑える運動する。
- アルコールの過度の摂取を控える。
- カルシウム（1〜1.5g/日）とビタミンDを食事で充分摂取するようにする。

カルシウムが豊富な食物としては，牛乳と酪農製品，鮭とイワシ，白豆とベイクドビーンズ，多くの緑色野菜などがある。日光浴はビタミンDの主要な供給源である。脂肪の多い魚，レバー，卵黄などの食物を食べることで，食事からビタミンDを摂取することもできる。カルシウムやビタミンDが強化されている食物もあるし，必要なら，サプリメントを利用することもできる。

(信頼できる人を見つけよう)

相談できる相手を見つけることが何より大切だろう。それはあなたのパートナーかもしれないし，家族の誰かもしれないし，親しい友人かもしれない。抱えている問題や感じていることを話すだけでも，充分状況が改善するというケースもある。単純で的確なアドバイスや，安心感を得ることで，克服できないと思えた問題に見通しがつくこともある。不安の解消に必要なものは，親密で，信頼できて，打ち明けることができる'耳'だけなのかもしれない。1つだけ確かなのは，心配事を打ち明けることで，事態が悪化することはないということである。

〈まとめ〉

IBDと共に生きていくには，病気の思うままにさせるのではなく，病気をコントロールすることが助けになる。誰かに助けてもらうだけではなく，自助する（自分で自分を助ける）ことが核心となる。

第15章　少年期と思春期の炎症性腸疾患

> **キーポイント**
> - 炎症性腸疾患（IBD）は少年期と思春期に診断されることが多い。
> - IBDは子供であろうと大人あとうと，本質的には同じ病気だが，IBDの子供とその家族には別の問題が加わることがある。
> - IBDは若者に身体的，心理的な影響を及ぼすことがある。
> - IBDの子供と青年は，社会的な問題にも直面することがある。

　炎症性腸疾患（IBD）は典型的には少年期か青年期に発病する。幼年期に発症するIBDもあるが，2歳以前に診断されるのはまれである。IBDの管理法は子供でも大人でもほとんど同じだが，IBDの若者とその家族，医療チームが直面する問題は，微妙に異なっている。

　若きIBD患者が最も恐れることの1つは，普通の生活が送れるかどうかだろう。幸い，ほんの一握りの人以外は，病気をコントロールすることができ，大部分の時間を症状がない状態で過ごすことができる。

　IBDの子供を診る専門家は，クローン病や潰瘍性大腸炎（UC）を抱えて成長する人が直面する特別な問題に気がついている。その1つは，10代後期に小児科から成人の医療サービスへ移行しなければならないことと関係がある。長年診てもらってきた医療チームを離れて，新しいチームと関係を築くことが難しいという場合もある。このような移行期の人を支援するために，病院によっては小児科と成人チームによる混合外来を持つ所もある。

〈学校と教育〉

　病気が教育に及ぼす影響について心配するIBDの子供や青年（とその家族）は多い。特に再燃している間は，具合が悪くて，学校へ行くことができないこともある。腹痛，疲労感，貧血などの活動性のIBDの症状も，集中力に影響することがある。試験期間は特に不安になるケースが多い。

　このような問題に対処するためにさまざまな対策が考えられる。長期の欠席や入院期間には学校と連絡を取り合うことが有効である。教師が宿題を持ってきてくれたり，生徒に届けさせたりすることができるかもしれない。後者には学校の友達と社会的なつながりを保つという長所がある。課外授業をすることで，遅れた勉強を取り戻すこともできる。試験審査会がIBDの生徒のために補習と特別な試験を許可してくれるかもしれない。このような特別な措置をしてもらうには，学校または試験審査会に消化器内科医からの手紙が必要になるだろう。

　登校することで，新たな挑戦を強いられるケースもある。頻繁にトイレに駆け込むこと，共用トイレを使用することについての不安，アクシデントに対する恐怖心などのすべてが，若いIBD患者を悩ませる。クラスメイトや教師に症状を説明するのが心配になるのも無理はない。特にいじめ（といじめに対する恐怖心）に対処することは難しい。たとえばトイレの設備や着替えを置いておける場所を確保することなどの学校によるきめ細かな配慮が助けになりうる。病気のことをみんなには話さないで欲しいとか，プライバシーの権利など，個々人の要望が尊重されなければならないが，生徒や職員に病気について教育することが役に立つ場合もある。誰に話し，誰に話さないかの判断は，難しい問題である。学校の中に少なくとも病気について知っている1人の教師と，自分の気持ちを素直に話せる友達が1人いることが，助けになるだろう。

　幸い，IBDに対する知識とクローン病やUCの若者が直面している困難さについては，特に教育機関において，ここ数年急速に理解が広まってきている。これはIBDに関する全般的な意識を喚起してきたNACCやCCFAなどの患者会による努力の賜物である。患者会は有用な小冊子やアドバイスシートを数多く発行してきた。たとえばNACCとCCFAは，学

校関係者や先生に向けた優れた情報冊子（ウェブサイトから入手できる）を作成した。

IBDはよくみられる一般的な症状であり，多くの学校にはクローン病かUCの子供が少なくとも1人はいるはずだ。

〈子供の炎症性腸疾患の症状と兆候〉

IBD，特に子供のクローン病を診断するのは難しい場合がある。というのはほとんどの子供は下痢や腹痛などの腹部の症状に見舞われるからである。そのためIBDの症状を見逃したり，幼児期の感染として処理してしまうケースがよくある。たとえば，子供のクローン病が，虫垂炎という推定診断の元に行われた手術で，診断がつくことは珍しくない。事態をさらに難しくしているのは，クローン病の子供にはIBDの典型的な症状の1つである下痢の病歴が現れないことが多いためである。対照的に，UCの子供にはほぼ必ず血性下痢がみられる。

子供にみられる炎症性腸疾患の症状と兆候
- 成長障害
- 体重減少
- 思春期遅発症
- 腹痛
- 腹部腫瘤
- 下痢
- 直腸出血
- 肛門周囲膿瘍あるいは瘻孔（フィステル）
- 口腔症状：潰瘍／顔面と唇の浮腫
- 関節炎
- 発熱

> ## 口腔クローン病
> 　アフタ性潰瘍のようなクローン病の口腔症状が現れる人は珍しくはないが，口腔内にできるクローン病はまれである。消化器系の他のクローン病と同様に，口腔クローン病も生検を取ることで診断できる。通常は唇か頬がむくむようになる。実際このような変化が，腸管には炎症の兆候が全くみられないのに現れることもある。発症すれば，この病気は OFG（口腔顔面肉芽腫症）と呼ばれる。口腔クローン病やOFG は，成人より若年層にかなり多くみられる。口腔クローン病に使用される治療法は一般的な IBD のものとほとんど同じだが，食事療法もこの疾患には有効である。シナモンアルデヒド（香料）や安息香酸（防腐剤）を含んだ食物を排除することは，最も効果的な治療法になりうる。

〈子供と青年に対するIBDの検査〉

　IBD の子供を調べるために実施される検査は，成人に使用されるものと非常に似ている（5章参照）。青年の場合は鎮静で内視鏡検査に耐えられる人がほとんどだが，幼い子供には通常全身麻酔のもとでの実施となる。多くの子供（と成人！）は内視鏡検査の前の日に，検査そのものよりもつらい'bowel prep（腸の準備）'と呼ばれる腸を空にするための薬を飲まされる。

　たとえばバリウム追跡検査のように，検査のために飲まなければならない液体の量が多すぎるという子供もいる。それが嫌なら，細い管を鼻から胃，小腸に通す方法が有効である。5章で述べたように，IBDにおけるカプセル内視鏡の役割が進歩してきている。将来的にはこのような検査がもっと一般的に使用されるようになるだろう。

〈子供と青年に対するIBDの治療〉

　8章では，IBD の管理に使用される薬剤について述べた。大人に処方されるほとんどの薬が，子供にも使用されている。もちろん用量は異なる。

子供と成人の管理戦略で一番違う点は，クローン病の患者に対して栄養療法を使用することである。8章と12章で述べた理由により，栄養療法は，成人より子供に対してかなり一般的に行われている。多くの子供や家族が特に心配するのはIBDの治療に使用される薬の安全性についてである。どんな薬にも潜在的に副作用があるが，処方されたように服用し，適切にモニタリングしている限り，全般的には安全である。あらゆる治療のリスクと有効性を，手術や全く治療をしない場合などのそれ以外の選択肢と比較して理解することが大切である。1つの例として，子供に対するステロイドの使用がある。ステロイドは成長障害を引き起こすことで知られている。しかし活動性の疾患も成長障害を引き起こすので，ステロイドによる治療は，緩解を誘導することで，実際遅れよりも成長を促すことができる。このような状況では，ステロイドによって生じる成長障害のリスクより，病気をコントロールすることで促される成長の効果のほうが上回っている。これは治療の長所と短所を天秤にかけるまさに1つの例である。新しい治療法を開始する前には，このようなことについて専門医と充分に話し合うことが有効である。

〈子供の手術〉

　IBDの子供にほとんど手術は必要にならないが，少数だが手術が最善の選択肢となる子供もいる。UCの子供の手術には結腸切除術が含まれるだろう（結腸の手術，9章参照）。この手術はクローン病が大腸に発症している人にも実施されることがある。手術時に人工肛門（ストマ）が造られ，後で腸に再びつなげることができる人もいる。手術前に子供と家族は，外科医と人工肛門を造った人を特別に介護するストマ療法士と呼ばれる看護師と手術について話し合う機会を持つべきである。何の問題もなく人工肛門に対処できる子供がほとんどで，病気の腸を切除した後，調子が良くなる人が大多数である。さらにほとんどの人は治療の一部または全部を止めることができるようになるだろう。

　小腸の一部がクローン病に侵されている子供では，素早く緩解を誘導できるという点から薬物療法より手術のほうが好まれることがある。薬物療

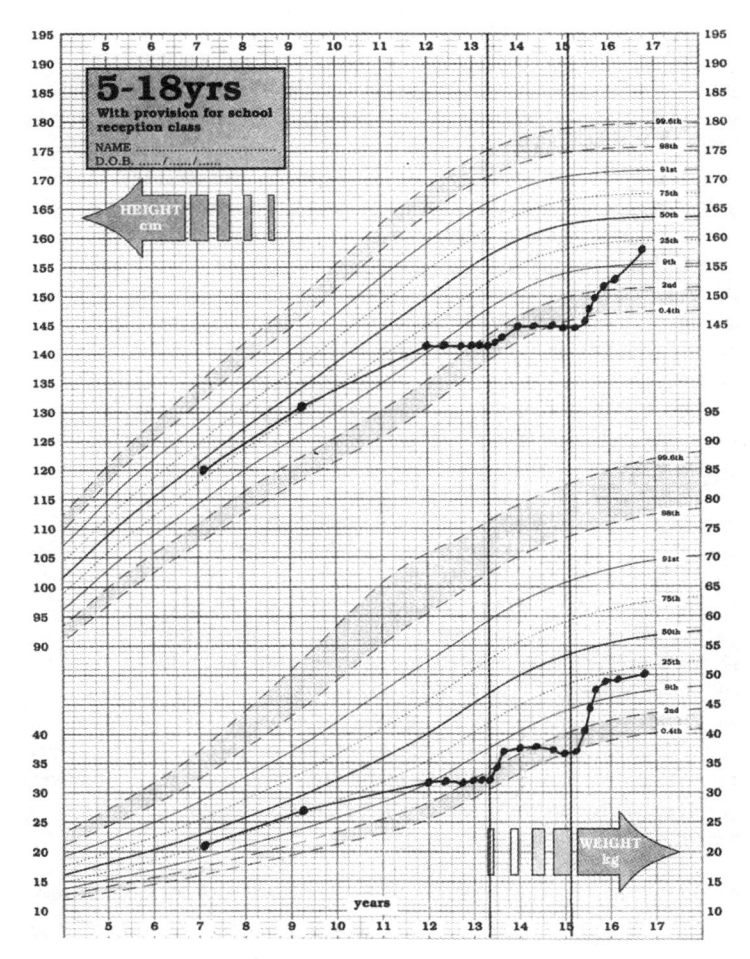

図 15.1 クローン病の少女の成長グラフ。12 歳頃に体重（下の線）と身長（上の線）の成長が止まった様子に注目。13 歳（最初の垂直の線）で診断が確定し，栄養療法が開始された。これによって症状が改善し，若干成長に巻き返しがみられた。しかしご覧の通り病気が再燃した。2 番目の垂直の線は手術（右半結腸切除術）を示し，その後寛解によって成長が追いついた。

法を経続することで回復が遅れる場合もある一方で，手術によって健康を取り戻し，すぐに正常な生活を送れるようになるケースもある。手術が遅れた成長と発育に追いつく最速の方法であることもある（**図 15.1** 参照）。

クローン病の手術は，腸に狭窄があったり，治療の効果がみられない活動性の疾患がある場合にも適応されることがある。手術のタイミングは，学校行事や試験に合わせて計画されることが多い。たとえばクローン病が再燃した子供では，試験で座っている間，症状や栄養を改善するための栄養療法で治療することができる。学校を休まないで次の学期に間に合うように，夏休みに手術をする人もいる。

〈食事と成長〉

　12章で，IBD 患者における食事と栄養の重要性について述べた。IBDの子供に栄養が充分足りているかどうかを確認することは，不適切な栄養で，成長と発達が遅れる可能性があるため成人よりもかなり重要である。したがって，若い IBD 患者を専門とする医師は，定期的に身長と体重を成長グラフにつけ（図 15.1 参照），思春期を通じて子供の成長と発達にも充分配慮する。子供の成長には栄養を充分に取ることが不可欠である。若干の成長の遅れを取り戻すことはできても，長期間の栄養不足と活動性の炎症によって，成長が永続的に妨げられてしまう可能性もある。

　もちろん活動性の IBD 患者は，食物によって症状が悪化し，同時に食物の摂取を減らすことで，症状が改善することがあるので，これは特に難しい問題である。有効性が期待できる方法については 12 章で述べた。資格を持っている栄養士に助言を求めることが重要であることも強調した。栄養士はカロリーと栄養に関して妥協することなく，症状のコントロールに役立つメニューについてもアドバイスしてくれる。現実的には，栄養価に関係なく，「単に子供が食べたいものをできるだけ多く食べさせる」ということになる。したがって食事の質を高めるために時々栄養サプリメントが使用される。夜間にそれらを経鼻胃管栄養剤として投与することさえある。極まれではあるが，経静脈栄養が使われることもある（12章参照）。

〈特別な問題と質問〉

（予防接種）

　IBDの子供に一連の予防接種は受けさせるべきではないという説に根拠はないし，実際予防接種は極めて重要である．しかし子供の具合が悪い時は，計画しておいた予防接種は控え，病気が改善してからにするべきである．

　IBDの子供が予防接種を控えるもう1つの原因は，免疫抑制剤（ステロイドを含む）を使用している子供にとって，ワクチン接種は安全かどうかが懸念されるためである．生ワクチン（MMR，水痘帯状疱疹，経口ポリオ，経口腸チフス，黄熱病，BCG）以外は，免疫抑制剤を使用している人でも心配することはない．幸いIBDの発症が珍しく，免疫抑制剤の使用が極めてまれな年齢の子供では，ほとんどの生ワクチンは管理されており，数種の生ワクチン（ポリオ，腸チフス）は生でない形で代用するので安全である．

（うつ病）

　まさに大人と同じで，子供もうつ病になることがある．IBDの子供の場合，うつ病は通常活動性の病気による直接的な結果か薬によって発生する．たとえばステロイドは，患者にいちじるしい心理的な影響を与えることがある．両親や医療専門家は，幸い病気の活動性が弱まったり，薬の量が減るに連れて，うつ症状ができるだけ正常に経過するように，安心感を与えたり，支えたりする必要がある．このような症状についてはチームの誰かと話し合うことも大切だ．心理学者やカウンセラーが助けになることがあり，抗うつ薬が必要になることは滅多にない．

（身体活動や運動は安全か）

　安全というだけではなく，成長にとって不可欠なものであり，IBDだからといって避けるべきではない．そうはいっても心得ておかなければならないこともある．たとえば，子供が単に疲れているか，具合が悪くて身体活動に参加できないという時が当然ある．活動性のIBDである子供が，運動できないと思う時に参加させないことは，参加したいと思う時に，参

加させてあげることと同ぐらい重要である。特に強制的な体育の時間などは，運動の内容を変更する必要がでてくるかもしれない。特にチーム運動では，最後まで出場していたいという気持ちが非常に強い場合があるということも忘れてはいけない。できる内容を心得ている子供がほとんどだが，無理をしすぎてしまうケースもある。

　運動で便意を催すことがあるので，IBD患者にはこのことについて充分念押ししておく必要がある。最後にIBDの何割かには関節炎があり，IBDがうまくコントロールされている時でも，活動が制限されることがある。

〈喫煙〉

　思春期は若者がいろいろな実験を試みようとする時期である。若者に喫煙という実験を止めさせるのは非常に難しいが，喫煙がIBDに与える潜在的な影響について理解しておくことは重要である。クローン病の若者が喫煙で手術が必要になるリスクが高まると知っていることは，無視されがちな一般的な健康上のリスクより大きな抑止力になるかもしれない。

〈親元をはなれること〉

　10代後期か20代前期に親元をはなれる人がほとんどである。大学に行ったり，旅に出たりする人も多いし，自分の家族を持ち始める人もいる。もちろんIBDであることが，このことの障害にはならないが，事前に少し対策を練っておいたほうが賢明という人もいる。たとえば，旅行に行くとか，海外で働く計画があるような場合は，薬が充分あるかどうかを確認しておくことも大切だ。家から離れている間，治療のモニタリングを調整することも必要かもしれない。再発した場合に連絡できる人がいることも重要だ。幸いほぼ世界中で適切なIBDの治療を受けることができるが，医師が行き先で診察してくれる人を推薦できない場合は，その地域の患者会が良い情報源となる。外国で治療費用を支払うかどうかを決めたり，出発前に保険オプションを慎重に検討することも重要である。

　同時に専門医は事前にその地域の医師に連絡ができ，治療に必要なすべての情報を，一時的あるいは永続的に送り届けることができるので，大学

へ行ったり，違う土地に引っ越す場合は，専門医にまず相談することが賢明である。

〈家族としてIBDに対処すること〉

　子供がIBDだと，本人はもちろん親や兄弟は，かなりの挑戦を強いられる（違う形だが！）。支援と過保護のバランスを取ることは極めて難しい。思春期の場合は特にそうである。子供は誰でも成長するにつれ，独立していかなければならない。たとえば，自分で薬の管理をしたり，病気について学習するように励ますことで，子供のIBD患者から大人のIBD患者への移行を助けることができる。

　10代にとって反抗は思春期の正常な部分である。不幸にしてIBD患者では，それが病気に対する反抗という形を取ることがある。たとえば症状を否定したり，薬を飲むのを止めてしまうというような時期を過ごす人がいる。あるいは，特に副作用が嫌な場合は，薬を飲まされないように，症状の報告を止めてしまうこともある。思春期は外見や仲間に受け入れられることが限りなく重要な時期なので，ニキビや体重増加，顔形を変えることがあるステロイドが，10代の若者に何が何でも拒否されるのは，大して驚くべきことではない。IBDの少女が体重をコントロールするために，摂食障害のように病気を利用するということはまれである。

　そのため若きIBD患者と医療チームの関係は，極めて重要になる。医療チームは信頼に値しなければならないし，介護する人とも心を開いて誠実に話ができなければならない。

　ピアグループサポート（同病のグループ支援）は10代のIBD患者にとって極めて有益である。全く同じような経験がある誰かと話をする機会は，非常に貴重である。あるいは，思春期を経験してきた少し年上の人や，違う世代の人の意見も，支援や知識の貴重な源になる。

　最後に，必ずしも簡単とは限らないが，IBDが家族生活の中心にならないようにする必要がある。すべての関心がIBDの子供だけに集中してしまえば，他の兄弟姉妹は無視されていると感じ，怒りを覚えるようになることを忘れないようにしよう。

〈若いIBD患者と家族のための支援〉

　IBDの子供のための支援グループ（CICRA）を始め，多くの患者組織には，若者のための特別部署（科）がある。たとえば英国のia（Young ia），NACC（Smilie's Network），PINNT（栄養的支援が必要な人々のための患者支援グループ：Half PINNT）のすべてに，若者のための特別な部署がある。さらに地域の支援グループは，同じような状況の人や，支援やアドバイスができる患者や家族と連絡ができるようにしてくれる。どんなに孤独感に苛まれようと，同じ経験を持つ人が他にもいるということを忘れないで欲しい。実際の経験を通して本当に理解してもらえる誰かと話をすることは，非常に助けになる。

　あなたもまた他の患者を助けることができるだろう。

> **患者の視点**
>
> エマ（仮名）は17歳で最近クローン病と診断された。以下は彼女の手記である。
>
> 　初めてクローン病と診断された時は，怖くて，こんな状況の人間は世界中で私だけに思えました。先生や看護師さんがどんなに慰めてくれても，信じることができませんでした。痛みがひどく，疲労感を感じました。最悪なことに，髪の毛が抜け始めました。治療を始めると，人生が一変しました。初日から気分が良くなりました。初めて長時間力がみなぎり，食欲が出て，人生は再び生きる価値があるものになりました。何よりうれしいのは，すっかり平気と思えるようになったことです。

〈まとめ〉

　子供のIBDは，実際大人のIBDと同じ病気である。あらゆる年齢の患者で，同じように研究され，治療されているが，若者がIBDに罹った場合

には特別な問題が浮上する。というのは子供は単に大人のミニチュアではないからだ。特に成長と発達に配慮することが必要である。IBDの子供や思春期の若者が直面する社会的,教育的問題について熟慮することが大切だ。

　しかし子供は普通大人よりもかなり柔軟であり,大きな逆境にもうまく対処できる。子供は仲間に対して非常に残酷という一面もあるが,非常に受容的で理解があるというケースも多い。最終的に家族が果たすべき役割は,IBDに家族生活を支配されてしまうのではなく,互いに支え合い,理解し合うことである。

第16章 炎症性腸疾患における受精(胎)能と妊娠

> ### ➡ キーポイント
> - 生殖期間中に IBD になる人が多い。
> - 疾患自体あるいは医学的外科的な治療が,生殖の過程に影響を与えてしまう可能性がある。
> - 妊娠中は疾患活動をコントロールすることが重要である。
> - IBD の治療に使用される薬は,妊娠期間中安全と考えられているものが多い。

　炎症性腸疾患（IBD）は,一般的に家族を持つことを考える以前の若者に発病するケースが多いが,受精（胎）能や妊娠に関する質問は,IBDの人から最もよく受けるものの1つである。これは非常に重要かつ一般的な問題なので,この分野に関して多くの研究が実施されている。つまり質問の多くには明確な回答があるということである。

〈思春期〉

　IBD だと思春期が遅れてしまうことがある。疾患が活動期の間は成長も滞る。病気がコントロールされ,栄養状態が改善されれば,患者は成長を開始し,普通に思春期を迎えるだろう（15章参照）。これによって後々受精（胎）能が低下することはない。

〈女性の受胎能〉

　IBD女性の不妊率は，全般的には一般の人と変わりない（約10人に1人）。外科手術を受けた女性か疾患活動期の女性を除いては，女性の受胎能が潰瘍性大腸炎によって損なわれることはない。疾患活動がいちじるしく再燃している女性は，排卵や月経が不順になる可能性がある。

　それに対して，クローン病の女性は予想された結果より診断後出産率が低いことが調査で判明し，受胎能の低下が示唆されている。これはおそらく重症なクローン病だけであり，軽症またはクローン病がコントロールされている女性では，受胎能は正常であることが多くの研究で証明されている。

〈嚢（ポーチ）手術と妊娠〉

　嚢手術をした女性は，手術をしなかった女性より妊娠しにくいことが研究で証明されている。これはおそらく骨盤内を傷つけてしまう複雑な手術の影響によるものだろう。たとえば卵管を塞いでしまうというように，妊娠に必要な道筋を傷つけてしまうことがある。卵巣の卵子をつくり出す機能は正常のままなのだが，受胎するために卵子が子宮に移動する通り道に問題が生じてしまうようである。したがってこのような場合は，幸い体外受精（IVF）によって妊娠できるケースがほとんどである。

〈女性の受胎能に与える薬物療法の影響〉

　IBDに使用される薬の中には，女性の受胎能に悪影響を及ぼすものはないようである。実際活動性の疾患があると受胎能が低下するので，疾患活動をコントロールする薬によって，妊娠の機会が高まる可能性がある。しかし妊娠中使用されるすべての薬が安全というわけではない。

避妊

　重症な下痢だと経口避妊薬が充分に吸収できないことがあるので，IBDの女性は特に病気が再燃している時は，避妊薬の安全性を盲目的

に信じないほうがよい。

〈男性の受精能〉

スルファサラジンは健康な精子の数を減らしてしまう可能性がある。薬を止めれば，この状態は2, 3週間で改善する。たとえばメサラジンのようなそれ以外のアミノサリチル酸は，男性の受精能に影響を与えることはない。活動性の疾患によって男性の受精能が減退してしまうことはないように思われる。

病気と共に生きること：セックスと炎症性腸疾患

　IBD であることがなぜ正常な性生活に影響を及ぼすのかについては，若干の理由がある。IBD または薬によって性欲が減退してしまうことがある。さらに具体的には，IBD 自体がセックスの快楽に直接影響を及ぼすことがある。

　体のイメージに対して特別な悩みを持っている患者もいる。傷や肛門周辺の病気，あるいは人工肛門に対する戸惑いから，充分リラックスできなかったり，パートナーと裸でいることが気が気ではないというケースもある。もちろん悩み事についてパートナーと充分話合えるぐらいの仲なら，大丈夫。十中八九わかってもらえる。

　骨盤内の小腸ループの炎症のせいで，性交中深部に痛みを感じるという IBD の女性もいる。これは性交疼痛症と呼ばれている。活動性疾患の治療をすれば，この症状は改善するだろう。さらに以前に行われた外科手術のせいで，骨盤内の器官の位置が変わってしまい，セックスが不快なものになってしまうことがある。体位を変えて行ってみるとよいかもしれない。外科手術で骨盤内の神経が傷つけられてしまうことは滅多にないが，これによって女性はクリトリスの感覚が変わってしまったり，男性には勃起や射精に関する問題が生じることがある。幸い勃起不全には，さまざまな治療法を用いることができる。

　肛門周囲膿瘍あるいは瘻孔のために性交が不快なものになってしま

うことがある．疾患自体の治療と同時に，潤滑ゼリーが役に立つことがある．活動性の肛門周囲膿瘍や瘻孔形成がみられる時は，アナルセックスは禁忌されるべきである．

専門医や IBD ナースは安心させてくれるし，恐怖心を克服させてくれるので，（どんなに恥ずかしく思えても）いつでもアドバイスを求めることは価値がある．セックス以外にも愛する人と親密になる方法はいくらでもあることを忘れないようにしよう．

〈妊娠の結果〉

活動性ではない IBD がある女性の妊娠結果は，一般の人と変わらないことが大多数の調査で証明されている．言い換えれば，妊娠中 IBD がうまくコントロールできていれば，流産，早産，先天性異常のリスクは高まらない．

しかし妊娠中 IBD がうまくコントロールされていなければ，流産や早産の比率は高くなるようである．したがって妊娠を考える前に，できるだけ IBD が緩解期であることを確認することが大切だ．

妊娠を計画している？　その前に考えておくこと…．

まずはなにより IBD を上手にコントロールすることである．それには薬や手術さえ必要になる場合もある．きちんと食事が摂れているか，葉酸サプリメントを摂取しているかも確認する．喫煙をしているなら禁煙し，飲酒をしているならアルコールの摂取量を控えよう．

IBD 患者は緩解維持のために服薬している人が多い．子供を望む時は，断じて服薬を止める時期ではない．薬を中止することで再燃の機会が高まり，妊娠に対し取り返しがつかない影響を及ぼしてしまう可能性もある．たとえ今すぐ妊娠を望んでいなくても，事前に医療チーム（主治医，GP，IBD ナース）と妊娠について充分話し合っておくことをお勧めする．妊娠した時の薬物治療計画を知っていることは大切である．再燃することと薬を続けることのリスクと有効性を充分に

知っておくことも役に立つ。

　理想の世界では，妊娠はすべて計画されたものだろうが，ご存じの通り，人生は思い通り行くとは限らない。そうはいっても，病気が再燃している間は妊娠に注意し，避妊は病気が良くなるまで続けることが肝要である。

　最後に，予期せぬ妊娠や妊娠中の再発でパニックにならないで！まずは消化器内科医と産婦人科医に相談すること。胎児に大きな問題を及ぼす可能性は，まだ非常に小さいのだから。

〈妊娠期間中の薬の安全性〉

　家族計画を立てているIBDの女性が直面する最大のジレンマの1つが，妊娠中や授乳中に薬物療法を続けるかどうかということである。IBDは子育て期の女性を普通に襲うので，現在我々には彼女たちの決断に役立ついろいろな情報がある。薬の使用を継続するリスクと，薬を止めることで再発するリスクを比較検討する必要がある。

〈アミノサリチル酸〉

　この薬は妊娠，授乳期間に使用しても安全である。この薬を服用していても，胎児に危険はない。しかし女性は皆，妊娠前から妊娠初期の間，葉酸を服用するべきだが，スルファサラジンを服用している女性には，このことは特に重要である。

〈ステロイド〉

　妊娠中にステロイドを使用すると先天性口蓋裂のリスクが若干高まるかに関しては，（非常に）わずかな関連性がみられるだけだろう。しかし活動性疾患を治療せず放置すれば，明らかに胎児に大きな影響を及ぼすことになる。したがって，妊娠中に病気が再燃した場合は，活動性疾患を放置

したまま妊娠を継続するよりは，一連のステロイドを服用するほうが，胎児に対してははるかに安全である。

〈免疫抑制剤〉

アザチオプリンと6-メルカプトプリンも妊娠中に使用することができる。理論上胎児の成長を変化させる可能性があるが，アザチオプリンやメルカプトプリンを服用している女性の妊娠結果を調べた大多数の研究においては，そのような事態は起きていないようである。胎児に対するリスクが高まるとしても，極わずかである。

したがって，アザチオプリンを開始する前は，病気をうまくコントロールできなかったが，それによって病気がうまくコントロールできている場合は，医師は妊娠期間中薬を継続使用するように勧めるだろう。繰り返しになるが，これは病気をコントロールすることが，胎児の安全につながるためである。

メトトレキサートは致命的な異常を引き起こすので，親になろうと考える男女は，妊娠前少なくとも6ヵ月間は回避するべきである。女性の場合は，妊娠または授乳期間も避ける必要がある。

〈生物学的製剤〉

インフリキシマブについては副作用の情報がまだ不十分なので，妊娠中に勧めることはできない。母親がインフリキシマブを服用していた22例の妊娠を追跡調査したベルギーの最近の研究結果では，母親，出産，赤ちゃんのいずれにも悪影響はみられないことが示されている。このグループでは，インフリキシマブはそれが胎盤を通過する最終トリメスター（出産前3ヵ月）はストップした。インフリキシマブを始めとする生物学的製剤が，クローン病の症状を抑えるためにだんだん使用されるようになってきているので，妊娠中にそれらの薬を使用する経験が増えていくだろう。現時点ではIBDの管理において専門医からアドバイスを受けることを勧めている。症状が複雑であっても妊娠を希望する場合，患者を専門医に紹介

することは主治医にとっても喜ばしいことだろう。

妊娠中のアダリムマブの使用をもとに判断された情報はほとんどない。動物実験の結果ではリスクは低いとされているが，人間に関するデータは非常に限定されている。アダリムマブを使用するリスクは，インフリキシマブのものと同様であろうと思われる（断定はできないが）。

〈抗生物質〉

メトロニダゾールは，おそらく安全である。先天性欠損症，早産，流産のリスクの増大とは関係がない。妊娠中に抗生物質を使用することについてのデータの大多数は，短期間使用（5～7日）した人からのものであり，妊娠中の長期使用に関する情報は限定されている。

シプロフロキサシンが人間に問題を起こすことはないが，動物実験では，胎児の関節に問題が起きるリスクが高まると報告されている。これもまた人間のデータは，短期使用した人からのものであり，IBDや回腸嚢炎に行われることが多い長期的な治療については必ずしも想定されていない。

〈止痢薬〉

ロペラミドは動物にも人間にも安全のようである。ロモチルについての情報はかなり限定されている。ロモチルが胎盤を通過するかどうかは不明だし，人間に対する研究は実施されていないので，妊娠中の使用を勧めることはできない。

〈子供の父親になる男性に対する薬の安全性〉

すでに述べたように，スルファサラジンは男性の受精能を減退させる可能性がある。スルファサラジンを服用している男性の相手の女性が妊娠したとしても，有害な結果は全く現れないようである。それ以外の5-アミノサリチル酸も安全である。大多数のデータでは，アザチオプリンとメルカプトプリンの安全性が証明されている。メトトレキサートは妊娠前の6

ヵ月間は回避するべきである．メトトレキサートを服用している間に父親になった男性についての情報は限定されているが，女性が服用した場合には明らかな催奇形性がみられ，理論上高度なリスクが懸念されるため，使用は避けるべきである．それ以外の薬のデータは非常に限定されている．

〈IBD に与える妊娠の影響〉

病気が緩解期なら，妊娠中病気はそのまま経過するだろう．病気が活動期なら，妊娠で病気の活動性が変わることはないだろう．

〈普通分娩ができるか〉

普通分娩ができる IBD 患者がほとんどである．以前に囊（ポーチ）手術や肛門疾患の手術を受けたことがある患者の中には，出産で肛門管を傷つけてしまい，将来便意に問題が生じる可能性があるため，外科医が経腟分娩を勧めない人もいるだろう．

〈妊産婦ケア〉

妊娠をしようとする前に，消化器内科医に予約を取っておくことが賢明であり，実際に妊娠した場合は，医療チームに知らせることが大切である．妊産婦ケアを予約する時，念のため助産婦と産婦人科医にも IBD について知らせておく必要があり，消化器内科医についても詳しく知らせておくべきである．そうすれば正常な妊娠をして，健康な赤ちゃんを確実に産めるように，医療チームが助けてくれるだろう．

〈まとめ〉

IBD だからといって，家族を持つ能力が脅かされるべきではないが，活動性の疾患は，女性が妊娠する機会を減退させてしまう可能性を持っている．妊娠中の活動性疾患は，胎児に対するリスクを高めることでも知られ

連絡を取り合おう…

妊娠した場合は，IBD 医療チームと密に連絡を取り合うことが大切である．再燃したらすぐに受診して治療を受け，実際に再燃しているなら，できるだけ早く，IBD チームに連絡しよう．どの治療を選択するかについては慎重に，デリケートに検討する．薬を飲まされることが心配で受診しなければ，妊娠中問題が起きる確率が高くなるだろう．局所療法，成分栄養食，他の全般的に安全な治療法などが適切である．誰もあなたが望まないことを無理矢理押しつけたりはしないだろうが，エビデンスに裏付けられた専門医の賢明なアドバイスに基づいて決定をすることが大切である．

表 16.1

薬剤と授乳	推薦	副作用
メサラジン	OK	まれに乳児に下痢
スルファサラジン	OK	まれに乳児に下痢
コルチコステロイド	OK	
アザチオプリン	推薦できない	不明
メトトレキサート	推薦できない	癌のリスク
インフリキシマブ	多分 OK（データが不足）	
シプロフロキサシン	推薦できない	不明
メトロニダゾール	推薦できない	不明
ロペラミド	推薦できない	泌乳に影響する

ているので，病気をコントロールするには，妊娠期間中普段の薬を継続して使用したほうが安全な人もいる．幸い IBD のコントロールに使われる薬のほとんどは，妊娠中でも安全のようである．赤ちゃんを希望する前に，あらゆる不安について専門医と話し合っておくことが何より大切である．

[付録1]

世界のIBD組織と患者会

United Kingdom
NACC—National Association of Colitis and Crohn's Disease

4 Beaumont House, Sutton Road, St Albans, Herts, AL1 5HH
Tel: +44 1727 844296
Information line: 0845 130 2233/
http://www.nacc.org.uk

CICRA—Crohn's in Childhood Research Association

Parkgate House, 356 West Barnes Lane, Motspur Park, Surrey, VT3 6NB
Tel: 020 8949 6209
http://www.cicra.org

ia—the ileostomy and internal pouch support group

Peverill House, 1–5 Mill Road, Ballyclare, Co. Antrim, BT39 9DR
Tel: 0800 0184 724 (free) or +44 28 9334 4043
http://www.iasupport.org

Young ia

c/o IA National Office Peverill House, 1–5 Mill Road, Ballyclare, BT39 9DR
Tel: 0800 0184724
http://www.youngia.org.uk

PINNT—Patients on Intravenous and Nasogastric Nutrition Therapy

Half PINNT (young members)
PO Box 3126, Christchurch Dorset, BH23 2XS
http://www.pinnt.com

PSC Support

39 Belvoir Road, London, SE22 0QY
Tel: +44 20 8693 8789
http://www.psc-support.demon.co.uk

International inflammatory bowel disease patient support groups

Algeria

Association des Porteurs de Maladies Inflammatoires Chroniques d'Intestin de la Wilaya d'Oran
http://www.afa.asso.fr/algerie

Australia

Australian Crohn's and Colitis Association (ACCA)
http://www.acca.net.au

Austria

Österreichische Morbus Crohn/Colitis Ulcerosa Vereinigung (ÖMCCV)
http://www.oemccv.at

Belgium

Crohn en Colitis Ulcerosa Vereniging vzw (CCV)
http://www.ccv-vzw.be

Brazil

Association Brazilia Colitis Ulcerosa & Crohns (ABCD)
http://www.abcd.org.br

Canada

Crohn's and Colitis Foundation of Canada (CCFC)
http://www.ccfc.ca

Croatia

Hrvatsko Udruzenje za Crohnovu Bolest i Ulcerozni Kolitis (HUCUK)
http://www.hucuk.hr

Cyprus

Pancyprian Associatin of Ulcerative Colitis and Crohn's (CYCCA)
PO Box 27553 Nicosia, Cyprus, 2430

Czech Republic

Crocodile (CROhn and COlitis DILEtants)
Crocodile CZ, Jirovcova 24, 37004 Ceske Budejovice, Czech Republic

Denmark

Colitis-Crohn Foreningen (CCF)
http://www.ccf.dk

Europe

EFCCA—European Federation of Crohn's and Ulcerative Colitis Association
http://www.efcca.org

Finland

Crohn jz Colitis ry (CCAFIN)
http://www.crohnjacolitis.fi

Germany

Deutsche Morbus Crohn/Colitis Ulcerova Vereinigung (DCCV e.V.)
http://www.dccv.de

Hungary

Magyarorszagi Crohn-Colitises Betegek Egyesulete (MCCBE)
http://www.mccbe.hu

Iceland

Crohn's og Colitis Ulcerosa Samtökin (CCU-Samtökin)
http://www.ccu.is

Ireland

Irish Society for Colitis and Crohn's Disease (ISCC)
http://www.iscc.ie

Israel

The Israel Foundation for Crohn's Disease and Ulcerative Colitis
PO Box 5231, Herzlia, Israel

Italy

Aoociazione per la Malattie Infiammatorie Croniche dell'Intestino (AMICI)
http://www.amiciitalia.org

Japan

IBD Patients Network
http://www.ibdnetwork.org

Luxembourg

Association Luxembourgeoise de la Maladie de Crohn (ALMC)
http://www.afa.assoc.fr/luxembourg

Morocco

Association Marocaine pour le Soutien des Malades Atteints de la Recto-Colite Ulcéro-Hémorragique et de la Maladie de Crohn
http://www.afa.asso.fr/maroc

The Netherlands

Crohn en Colitis Ulcerosa Vereniging Nederland (CCUVN)
http://www.crohn-colitis.nl

New Zealand

Crohns and Colitis Support Group—CCSG
http://www.ccsg.org.nz

Norway

Landsforeningen mot Fordøyelsessykdommer (LMF)
http://www.lmfnorge.no

Portugal

Associacao Portuguesa da Doenca Inflamatoria do Intestino (APDI)
http://www.apdi.org.pt

Slovakia

Slovak Crohn Club (VUV (SCC))
http://www.crohnclub.sk

Slovenia

Društvo za KVCB (SAIBD)
http://www.kvcb.si

South Africa

South African Crohn's and Colitis Association (SACCA)
http://www.ccsg.org.za

Spain

Asociacion de Enformos de Crohn y Colitis Ulcerosa (ACCU)
http://www.accuesp.com

Sweden

Riksförbundet för Magoch Tarmsjuka (RMT)
http://www.magotarm.se

Switzerland

Schweizerische Morbus Crohn/Colitis Ulcerosa Vereinigung (SMCCV)
http://www.smccv.ch (German); http://www.asmcc.ch (French)

USA

Crohn's and Colitis Foundation of America (CCFA)
http://www.ccfa.org

Zimbabwe

Zimbabwe Association for Colitis & Crohn's Disease, 2 Montclaire Close, Borrowdale, Harare, Zimbabwe

[付録2] 用　語　解　説

アザチオプリン（azathioprine）　IBDの治療に使用される免疫抑制剤。
亜全結腸型大腸炎（subtotal colitis）　直腸，S状結腸，下降結腸，横行結腸の炎症。
胃カメラ（OGD）（gastroscopy：OGD）　食道，胃，十二指腸の内視鏡。
維持療法（maintenance therapy）　IBDの緩解維持のために使用される薬剤。
遺伝子（gene）　我々の特徴を決定するDNAの一部。すべての人は約30,000の異なる遺伝子を持つ。
栄養療法（nutritional therapy）　栄養を基本食または高分子液体食の形でのみ摂取するクローン病の治療様式。
MRI（磁気共鳴画像装置）（MRI：magnetic resonance imaging）　X線ではなく，強力な磁気を用いて体内の内臓をスキャンする。
MMR（MMR：新三種混合ワクチン）　はしか，流行性耳下腺炎，風疹を予防するために子供に実施される予防接種。クローン病を引き起こすことは示されていない。
LFTs（LFTs）　肝機能（血液）検査。
遠位大腸炎（左側大腸炎）（distal colitis, left-sided colitis）　直腸，S状，下降結腸の炎症。
炎症（inflammation）　腫脹，発赤，疼痛，熱。炎症は組織の破壊をもたらし，それを修復しようとすること。
黄疸（jaundice）　血中の胆汁色素の濃度が増すことによって皮膚が黄色く変色すること。
オルサラジン（olsalazine）　5-ASA薬の一つ。
回腸瘻造設術または回腸瘻（ileostomy）　腹壁に手術で造られた回腸口部。腸の内容物は嚢に運ばれる。
回盲弁（ileocaecal valve）　回腸の端と盲腸の間のつなぎ目。
潰瘍（ulcer）　腸，口腔，皮膚の粘膜のびらん。
学際的なチーム（MDT）（multidisciplinary team：MDT）　IBD患者を治療するために相互に協力し合う医療専門家のチーム。

果糖（fructose） 食事の中の糖分。これによって下痢，腹痛，膨満感が起きる人もいる。

過敏性腸症候群（inflammatory bowel syndrome：IBS） 過敏性腸症候群。腸の習慣が変化したり，腹痛を引き起こす機能的な腸疾患。

カプセル内視鏡（capsule endoscope） 飲み込んで，小腸を通過する時に写真を撮るカメラが内蔵されている小さなカプセル。

緩解（remission） 活動期ではない時の疾患。

肝硬変（cirrhosis） 慢性肝疾患によって引き起こされる肝臓の不可逆的な瘢痕。

関節炎（arthritis） 痛みや腫脹を引き起こす関節の炎症。

完全非経口栄養法（total parenteral nutrition：TPN） すべての栄養を静脈内投与すること。

浣腸（enema） 肛門から腸に送られる薬剤を含んだ泡または液体。

寄生虫（parasite） 別の生物または宿主の体内や表面で生息している生物。寄生虫は宿主から養分を得る。

吸収不良（malabsorption） 腸管の内側から腸壁を通じて体内に効果的に栄養分を取り入れることができないこと。

急性（acute） 短期的な。

狭窄（stricture） 腸壁が厚くなったり，瘢痕化することで腸の内腔が狭まること。

狭窄形成術（stricturoplasty） 腸の部位を全く切除せずに狭窄を拡張させる手術。

強直性脊椎炎（ankylosing spondylitis） 脊椎関節を侵す関節炎のタイプ。

局所的治療（topical treatment） 炎症部位に直接接触して作用する薬物療法。IBDの場合では，通常坐薬，浣腸を表す。

筋肉注射（intramuscular injection） 筋肉に行う注射。

経口（oral） 口から。薬剤の投与経路。あるいは口腔の，たとえば口腔クローン病。

経腸栄養法（enteral feeding） 通常はチューブを通して腸に送られる補助的な摂食法。

経鼻胃チューブ（nasogastric tube）　鼻から胃に通す非常に細い管。閉塞がみられる患者の胃の内容物を排出するためが，経腸栄養法のために使用される。

結腸（大腸）（colon）　大腸（large bowel, large intestine）。

結腸切除術（colectomy）　結腸の一部または全部を切除するための手術。

硬性S状結腸鏡検査（rigid sigmoidoscopy）　肛門から柔軟性の乏しいプラスチック製または金属製の管を挿入して実施する直腸の検査。

抗体（antibody）　異物に遭遇した時，免疫システムによって産生される分子。

高分子食（polymeric feed）　基本食と類似したもの。

肛門周囲膿瘍/瘻孔（perianal abscess/fistula）　肛門周辺に開いた膿瘍/瘻孔。

5-ASA（5-ASA）　5-アミノサリチル酸。IBDの治療に使用される薬。

骨粗鬆症（osteoporosis）　骨が弱くなり，骨折しやすくなる骨が痩せる病気。

コンピューター断層スキャン（computed tomography scan：CT）　体の臓器のX線スキャン。

催奇形性（teratogenic）　先天性欠損症を引き起こす可能性。

在宅経静脈栄養法（home parenteral nutrition：HPN）　自宅で静脈内栄養（TPN）を使うこと。

サイトカイン（cytokines）　体内に炎症や感染がある場合，血流を巡回する化合物。

再燃（再発）（flare-up, relapse）　特に病気が緩解から活動期になる時，大腸炎やクローン病の症状が悪化すること。

坐薬（suppository）　肛門から直腸に挿入される薬剤。

CRP（C-reactive protain）　IBDが再発している間濃度が高くなることが多い血液中のタンパク質。

CAM（Complementary and alternative medicine）　補完代替薬。西洋医学には含まれていない医療行為。

シートン（seton）　膿を排出したり，膿瘍形成を防ぐために瘻孔に通された糸またはゴム製のチューブのループ。

軸性関節炎（axial arthritis） 脊椎や骨盤などの軸性骨格を侵す関節炎。

シクロスポリン（cyclospoline） 急性で重症な大腸炎に使用される免疫抑制剤。

思春期（puberty） 子供から大人になる時，体型，体毛，性器などに起きる身体的な変化。

柔軟性S状結腸鏡（flexible sigmoidoscopy） 結腸，S状結腸，下行結腸の内視鏡検査。

消化（digestion） 腸が食物を吸収可能な栄養素に変える過程。

小腸（small bowel intestine, small intestine） 十二指腸，空腸からなる。

小腸内視鏡（enteroscopy） 小腸の内視鏡検査。

小児科医（paediatrician） 小児の診察を専門とする医師。

静脈内投与（intravenous） 薬剤や栄養を静脈内に注射または点滴する。

食道（oesophagus） 食物のパイプ。gullet.

食物繊維（fibre） 便のかさを増やし，柔らかくするのに役立つ不消化の炭水化物。

ステロイド（steroids） 別名コルティコステロイド。IBDの緩解導入に使用される強力な抗炎症薬。

性交疼痛症（dyspareunia） 性交中に感じられる骨盤の疼痛。

成長グラフ（growth chart） 成長を確認するために，子供の身長と体重の位置を座標で確かめるために使われる表。

成分栄養（elemental feed） すべての基本栄養要素を含んだ簡単な様式の食事。

赤沈（erythrotic sedimentation rate：ESR） IBDが活動期かどうかを見るために使用される血液検査。

赤痢（dysentery） 下痢（血性であることが多い）と発熱を引き起こす感染。

切迫性（urgency） 素早くトイレに走る必要性。

生物学的製剤（biologics） 免疫反応の一部に特別に焦点を絞ったIBDの治療に使用される新薬のグループ。例としては，インフリキシマブやアダリムマブが含まれる。

穿孔（perforation）　腸壁にできた穴，または漏れ口。
全大腸炎（extensive colitis, pancolitis, total colitis）　大腸全体と直腸の炎症。
仙腸関節（sacroiliac joints）　骨盤と脊椎の間にある関節。
総血球数（FBC：full blood count, aka CBC）　ヘモグロビン，白血球数，血小板数を計測する血液検査。
大腸内視鏡検査（colonoscopy）　大腸や回腸末端の内視鏡検査。
炭水化物（carbohydrate）　食物中のエネルギー源。糖分やでん粉を含む。炭水化物は植物によって生産される。
短腸症候群（腸不全）（short bowel syndrome, intestinal failure）　小腸の大部分が切除されてしまっているため，食物から適切な栄養を吸収することができない疾患。
タンパク質（protein）　アミノ酸を提供する食物中の分子。食事中の必須要素。
チオプリン（thiopurine）　6-メルカプトプリンとアザチオプリンの総称。
チオプリンメチルトランスフェラーゼ（thiopurine methyltransferase：TPMT）　チオプリンの代謝と関係がある酵素。この酵素の活動性は人によって異なり，血液検査によって計測することができる。この種の薬を始める前に検査する場合が多い。
虫垂（appendix）　盲腸に連結している腸の小さな袋。
腸（gut, bowel, gastrointestinal tract）　消化管，消化器系。
腸腸瘻（enteroenteric fistula）　腸から腸への瘻孔（フィステル）。
腸皮瘻（enterocutaneous fistula）　腸から腹壁への瘻孔（フィステル）。
直腸炎（proctitis）　直腸の炎症。
直腸結腸切除術（proctocolectomy）　全大腸と直腸を切除する手術。
直腸指診（rectal examination）　潤滑ゼリーを用い，手袋をした指で肛門管と直腸を内診すること。
直腸膣瘻（rectovaginal fistula）　直腸から膣への瘻孔。
DEXAスキャン（DEXA scan）　骨密度を計測するスキャン。骨折のリスクを評価するために，結果を一般の人の値と比較する。
内腔（lumen）　腸管の内側。

内視鏡検査（endoscope） カメラが内蔵された柔軟性のあるチューブを使って，腸の部位を見るための検査。ときどき胃カメラの意味で使われる。

乳糖：ラクトース（lactose） 食事の中の糖。人によっては，下痢，腹痛，膨満感を引き起こす。

尿素と電解質（U+Es）（urea and electrolytes） おもに腎機能を検査する血液検査。

粘液（mucus） 腸から産生されるゼリー状の物質。

粘膜（mucosa） 腸壁の薄い内側の層。粘膜は腸の内腔をおおっている。

嚢（ポーチ）（pouch） 結腸切除術後肛門に接続していた小腸からなる外科的に形成された袋。

膿瘍（abscess） 膿を持った異常な空洞（穴）。

排便（defecation） 便をすること。

白血球（white blood cell） 感染と戦う血液中の細胞。炎症の原因にもなる。

バルサラザイド（Balsalazide） 5-ASA薬。

B12（B12） 小腸の終末部位で吸収されるビタミン。

非経口栄養（parenteral feeding） 血流に直接注入する栄養。経静脈栄養。

非ステロイド性抗炎症薬（non-steroidal anti-inflammatory drugs：NSAIDs） たとえばイブプロフェン，ジクロフェナックなど。関節炎に使用されることが多い抗炎症性鎮痛剤。それによってIBDが再燃してしまう人がいる。

貧血（anaemia） 血中の酸素の運搬が不十分になるヘモグロビンの欠乏。

頻度（回数）（frequency） 普通より頻繁に排便をする必要性。

フェリチン（ferritin） 鉄欠乏を特定するために計測される血中のタンパク質。

腹膜炎（peritonitis） 腸の穿孔が原因で起きることが多い腹部空洞内壁の炎症。

豚鞭虫（*Trichuris suis*） 通常豚に感染する寄生虫。現在IBDの治療法として研究されている。

不妊（infertility）　自懐妊する能力が減退すること。
プラセボ（placebo）　薬物試験に使用されるダミー薬。
プレバイオテック（prebiotic）　健康促進につながる可能性がある腸内のバクテリアの成長を促す口から摂取される物質。
プロバイオテック（probiotic）　健康促進の可能性がある口から摂取するバクテリア。
吻合（anastomosis）　腸の2つの部位を外科的に結合すること。
糞便（faeces）　大便，腸運動，うんち，No.2
閉塞（obstruction）　狭窄によって引き起こされることが多い腸の閉塞。
便チャート（stool chart）　腸運動の頻度と軟度を記録した表。
膀胱腸瘻（colovesical fistula）　大腸から膀胱への通路（瘻孔，フィステル）。
放屁（flatus）　ガス，おなら。
慢性（chronic）　長期に続く。
右半結腸切除術（right hemicolectomy）　回腸末端と盲腸を切除する手術。
メサラジン（メサラミン）（mesalazine（mesalamine））　5-ASA
メトトレキサート（methotrexate）　クローン病，時々潰瘍性大腸炎の維持療法として治療に使用される免疫抑制剤。
(6-)メルカプトプリン（6-mercaptopurine）　IBDの維持療法として使用されるアザチオプリンに非常に類似した免疫抑制剤。
葉酸（folate）　葉野菜に含まれる小腸の最初の部位で吸収されるビタミン。
ヨーネ菌（MAP：*mycobacterium avium* subspecies *paratuberculosis*））牛にクローン病と類似した病気を引き起こす菌。
予防接種（immunization）　様々な感染症に対して免疫をつくるためにワクチンを用いること。
卵子（ovum）　卵巣で作られる卵。
裂（fissure）　出血を伴うことがある肛門管粘膜の小さな裂け目。便が通過する時に非常に痛むことがある。
瘻孔（フィステル）（fistula）　普通はつながっていない2つの面を連結させてしまう異常な通路（たとえば腸管内腔と皮膚）。

索　引

【和文索引】

あ

アーユルヴェーダ医療　93, 94, 97
アサコール®　66, 67
アザチオプリン　18, 65, 70, 71, 78, 91, 126, 153, 154, 156, 163
アスピリン　79
亜全大腸炎（横行結腸まで及んだ大腸炎）　6, 27
アダリムマブ　65, 74, 75, 78, 154
アドバイスライン：ヘルプライン，電話相談　61, 132
アフタ性潰瘍　120, 125, 139
アミノサリチル酸（5-ASA）　64, 65, 67, 68, 78, 106, 111, 121, 150, 152, 154, 165
アルコール　112, 114, 135, 151
アレルギー性疾患　96
アロマセラピー　93
安息香酸　125, 139

い

異形成（前癌病変）　82, 126
一卵性双生児　16
遺伝子　13, 15, 16, 163
遺伝的要因　14, 15

胃内視鏡検査：胃カメラ　43, 44, 48, 60, 63, 163
イブプロフェン　11, 20, 77
イポコール®　66, 67
イモジウム®　86
医療チーム　49, 50, 54, 58, 118, 131, 132, 151, 155, 156
インフリキシマブ　40, 64, 65, 73, 74, 75, 78, 121, 122, 153, 154, 156

う

うつ病（抑うつ感）　33, 35, 69, 143
膿　25, 55
ウルソデオキシコール酸　123
運動　134, 143

え

永久的回腸瘻造設術　86
衛生説　22
栄養士　50, 54, 142
栄養失調　117
栄養不足　34, 117
栄養療法　75, 78, 110, 111, 140, 163
壊疽性膿皮症　120, 122
遠位大腸炎　6, 26, 163

炎症反応　13

お

嘔吐　30
オープンラベル延長試験　103
オステオパシー　95
オピオイド鎮痛剤　77, 107
オリゴ糖　112
オルサラジン　66, 67, 163

か

海外旅行　134
開業医（GP）　50, 51, 132, 151
回腸結腸吻合術　9
回腸直腸吻合術　86
回腸嚢炎　1, 9, 10, 11, 90, 154
回腸嚢肛門吻合術　86
回腸瘻造設術　10, 81, 91, 163
回盲部切除術　81
潰瘍性大腸炎（UC）　1, 5, 24, 81, 90, 91
カイロプラクティック　95, 98
カウンセラー　50, 53, 143
カウンセリング　35
学校と教育　137
果糖　112, 113
過敏性腸症候群（IBS）　1, 12, 36, 94, 164
カフェイン　112, 114
カプセル内視鏡検査　47, 164
カルシウム　135

環境的要因　13, 14, 15, 17
患者会　128, 129, 130
関節炎　77, 96, 138, 164
感染（症）　11, 20, 36, 39, 40, 73, 75, 89, 117
浣腸　45, 68, 164
カンナビノイド　107
漢方医学　93, 94, 96

き

気　96
寄生虫　11, 39, 105
喫煙　15, 17, 90, 130, 144, 151
機能性腸疾患　12, 36, 37
逆行性小腸造影　41
キャンピロバクター　11
狭窄　8, 24, 30, 115, 142, 164
狭窄形成術　80, 81, 87, 88, 164
強直性脊椎炎　120, 121, 164
強膜炎　122
禁煙　17, 18, 90, 91, 128, 130, 131, 135, 151

く

空置性大腸炎　10
グルテン　11
グレープフルーツジュース　79
クローン病（CD）　1, 6, 7, 8, 28, 90, 91, 130, 139

け

経口避妊薬（OCP） 19, 149
経静脈栄養 118, 142
経腟分娩 155
経腸栄養法 164
経鼻胃管栄養剤 142
経鼻胃チューブ 76, 110, 165
外科医 9, 50, 51, 73
下剤 45
血液検査 34, 37, 38, 56, 57, 82
結核（TB） 75
血性下痢 26, 29, 73
結節性紅斑 120, 122
結腸亜全摘 9
結腸切除後の再建術 84
結腸切除術 10, 80, 118, 140, 165
結腸直腸癌スクリーニング 60, 63
血尿 126
下痢 12, 24, 25, 26, 27, 28, 29, 32, 33, 36, 37, 39, 110, 113, 138, 149
原発性硬化性胆管炎 9, 120, 123
顕微鏡的大腸炎 1, 10
健忘効果 48

こ

抗うつ薬 35
口腔顔面肉芽腫症 120, 125
口腔クローン病 139
硬性S状結腸鏡検査 47, 55, 165
抗生物質 65, 76, 78, 90, 107, 154

高度治療室（HDU） 84
口内炎 29
肛門周囲膿瘍 7, 28, 42, 81, 138, 150, 151, 165
肛門周囲瘻孔 42, 89, 165
肛門皮垂（スキンタグ） 29
交絡因子 17, 19
国立炎症性腸疾患協会（NACC） 1, 61, 100, 128, 130, 137, 146
骨粗鬆症 70, 99, 120, 121, 134, 135, 165
骨密度測定（DEXA） 121
骨量減少症 121
コデイン 77
コラーゲン性大腸炎 10
コラジド® 66
コレステロール胆石 120
コンピューター断層撮影：CT 41, 56

さ

最終トリメスター 153
サイトカイン 34, 36
催眠療法 22, 94, 97, 107
左側結腸炎 26
サプリメント 115, 135
坐薬 68, 165
サラゾピリン® 66
サロファルク® 66, 67
産婦人科医 152

し

シートン　81, 89, 165
磁気共鳴画像法：MRI　42, 43, 89, 163
シクロスポリン　65, 73, 79, 166
ジクロフェナク　10, 20, 77
思春期遅発症　138
シナモン　125
シナモンアルデヒド　139
シプロフロキサシン　76, 154, 156
自閉症　20
脂肪　19, 117
シュウ酸塩結石　120
集中治療室（ICU）　84
手術　80〜92
受精能　150, 154
受胎能　149
ジュニア医療チーム　52
腫瘍　32
消化器内科医　9, 50, 51, 54
上強膜炎　120
小腸鏡検査　45
小腸クローン病　115
小腸切除術　80, 81, 86
小児の手術　140
静脈・動脈血栓症　120
食事　54, 75, 109〜112, 117, 134, 142
食物繊維　19, 114
止痢薬　154

人工肛門（ストマ）　84, 118, 140
新三種混合ワクチン（MMR）　20, 143, 163
腎仙痛　126
腎臓結石　126
心臓病　131
深部静脈血栓症（DVT）　124
心理学者　50, 53, 143

す

睡眠不足　33
水様性下痢　10, 26
ステロイド　34, 65, 69, 78, 82, 91, 106, 121, 140, 143, 145, 152, 153, 156, 166
ストマナース　82, 84
ストレス　22, 37, 133, 134
スルファサラジン　65, 66, 67, 68, 121, 150, 152, 154, 156

せ

生検　8, 10, 43, 44, 47, 55, 126, 139
性交疼痛症　150, 165
整骨療法　98
成長グラフ　141, 166
成長障害　138, 140, 142
生物学的製剤　74, 78, 107, 153, 166
成分栄養　75, 109, 110, 114, 156, 166

セックスと炎症性腸疾患　150
切迫性　24, 25, 26, 27, 166
セリアック病　1, 11
全結腸切除術　81
穿孔　8, 31, 45, 80, 82, 167
全身麻酔　48
喘息　22
全大腸炎（全結腸型の大腸炎）
　　6, 26, 27, 167
仙腸関節炎　120, 121
先天性異常　151
先天性欠損症　154
先天性口蓋裂　152

そ

早産　151, 154

た

体外受精（IVF）　149
待機手術　82
体重減少　5, 12, 26, 27, 28, 29, 32,
　　120, 127, 138
対照試験　41
大腸癌　65, 120, 125
大腸内視鏡検査　10, 36, 43, 45,
　　56, 60, 63, 126, 167
大腸内視鏡サーベイランス検査
　　63, 126
大麻　107
脱水　34, 118, 126, 134
多発性硬化症　22

胆管と胆嚢　124
炭水化物　18, 112, 113, 117, 167
胆石　123
短腸症候群　77, 116, 117, 118,
　　167
タンパク質　11, 40, 117, 167

ち

治験　103, 104, 108
注射（点滴）外来　63
虫垂　21, 167
虫垂切除術　106
超音波検査　42, 43
腸管外合併症（EIMs）　27, 32,
　　119 ～ 127
腸疾患合併関節炎　119, 120
腸洗浄液　83
腸閉塞　30, 115
直腸炎　6, 26
直腸検査　55
直腸出血　138
鎮静剤　44, 48, 139

て

ディペンタム®　66
鉄　115, 116

な

ナースプラクティショナー　59
内視鏡検査　37, 38, 43, 57, 63,
　　168

ナチュロパシー　94, 95
ナプロキセン　11
ナルトレクソン　106, 107
軟性S状結腸鏡検査　45, 48, 60, 63
軟便　27

に
日光浴　135
乳糖（ラクトース）　112, 168
乳糖分解酵素欠損症　113
尿酸塩　120
妊産婦ケア　155
妊娠　148, 151, 152, 155

ね
粘液　10, 17, 24, 25, 26, 168

の
嚢（ポーチ）　9, 168
嚢胞性線維症　15
嚢（ポーチ）再建術　80, 81, 85, 86, 90, 92, 149, 155
膿瘍　8, 29, 31, 87, 168

は
バイアグラ®　107
肺癌　131
肺塞栓症　124
発育障害　120, 127
白血球除去療法　105

発熱　26, 27, 28, 32, 138
バリウム　41, 139
鍼治療　93, 96
バルサラジド　66, 67
半消化態栄養　75, 109, 110

ひ
ピアグループサポート　145
非ステロイド性抗炎症薬（NSAIDs）　11, 19, 77, 79, 168
ビタミンB_{12}　116, 124, 168
ビタミンD　70, 116, 135
避妊　149, 152
皮膚癌　72
ヒュミラ®　74
病理医　50, 52
疲労感　33, 117, 137, 146
頻回の排便　24
貧血　12, 29, 120, 124, 137, 168

ふ
不確実性大腸炎　8
腹腔鏡下手術　80, 92
腹痛　12, 25, 26, 27, 29, 33, 36, 37, 137, 138
豚鞭虫（*Trichuris suis*）　105
普通分娩　155
ぶどう膜炎　120, 122
不妊　149, 169
プラセボ　104, 169

へ

プレバイオティクス　109, 111, 169
プロバイオティクス　23, 109, 111, 169

へ

閉所恐怖症　42
ペチジン　77
ヘパリン注射　125
便検査（検便）　38, 39, 40
ペンタサ®　66, 67
便チャート　57
便秘　12, 26

ほ

放射線医師　50, 52
放射線検査（X線検査）　37, 38, 40, 43, 56
膨満感　11, 12, 30
補完代替療法（CAM）　93〜100
勃起不全　150
母乳養育　18
ホメオパシー　93, 94, 95, 100
ポリープ　10, 45, 46

ま

麻疹ウイルス　20
麻酔管理（PCA）　83
麻酔用ののどスプレー　44, 48
マッサージ　95
待てないカード　129

慢性疼痛症候群　96
慢性肺疾患　131

み

右半結腸切除術　80, 81, 86, 141, 169

め

メサラジン（メサラミン）　66, 67, 150, 156
メスレン®（メスレン MR®）　66, 67
メトレキサート　65, 70, 72, 78, 79, 153, 154, 155, 156
メトロニダゾール　76, 154, 156, 169
メルカプトプリン（6-MP）　65, 70, 71, 78, 153, 154, 169
免疫反応　11, 22
免疫抑制剤　60, 62, 70, 72, 143, 153

も

モルフィン　77

や

薬剤師　50, 53
薬草（ハーブ）療法　93, 95, 98
薬物相互作用　79
薬物によって誘発される大腸炎　1, 11

よ

葉酸　72, 116, 124, 169
ヨーネ菌（MAP）　20, 21, 107, 169
ヨーネ病　21
予防接種　20, 143, 169

ら

ラクターゼ　113

り

リアルダ®　67
リカバリー室（回復室）　43, 83
リステリア　75
リフレクソロジー　93, 95, 98
流行性耳下腺炎　20
流産　151, 154
リン酸コデイン　77
リンパ球性大腸炎　10
リンパ腫　72, 75, 120, 126

れ

レミケード®　74

ろ

瘻孔（フィステル）　8, 24, 29, 30, 31, 32, 76, 87, 89, 138, 150, 151, 169
ロペラミド　77, 154, 156
ロモチル　154

【英文索引】

5-ASA（アミノサリチル酸）　65, 67, 68, 78, 106, 111, 121, 150, 152, 154, 165
6-メルカプトプリン（6-MP）　65, 70, 71, 78, 153, 154, 169

ACCA　1, 128

Burrill Crohn　6

CCFA　1, 128, 137
CICRA　146
CT　41, 56

DVT　124

EIM　119
EUA　89

GP　50, 51, 132, 151

ia　146
IBD外来　54, 62
IBDナース　50, 52, 59〜63, 103, 151

MAP　20, 21, 107, 169
MMR　20, 143, 163
MRI　42, 43, 89, 163

NACC　1, 61, 100, 128, 129, 130, 137, 146
NHS病院　95
NSAIDs　11, 19, 77, 79, 168

OFG　125, 139
OGD　44

PCA　83
PINNT　146

PSC　126
PubMed　105

QOL　86, 134

TPMT　71

Wilhelm Roentgen　40

X線検査　37, 38, 40, 43, 56

あとがき

　我が家には，巧みな言葉で私を操ろうとする悪い人がいる．それは私の夫だ．彼は大学で宇宙物理学を専攻し，現在でも「数」に関わる仕事をしているが，そんな彼が再三私の耳元で囁いてきた言葉があった．それは「3という数字は非常に重要だ」というものである．
　彼曰く，「3」は三種の神器，三位一体，日本三景，三原色，三竦み，三権分立，三方一両損，毛利元就の三矢の教えというように，あるものを代表する数字なのだそうである．2点をつないでも直線しかできないが，3点を結ぶと一つの平面が誕生する．4点は同一平面上にあるとは限らず，4点になるとバランスが崩れるが，3点を結ぶ平面には安定性があるという．また，人間関係などにしても，2人の人間関係は相互関係でしかないが，3人となると初めて人間関係と呼べる複雑な関係が生じるそうなのである．彼に「3」を語らせると非常に長い．一人で延々としゃべり続けるから，家族はすっかり辟易し，「はいはい」となるのだが，彼はそんなことお構いなしに蘊蓄星人と化し，持論を展開し続けるのである．一頃若者の間でKY（空気読めない）という言葉が流行ったが，彼は自分のことをAKYと言う．AKYとは，「あえて空気読まない」なのだそうだが，私は本当のところJKY（実は空気読めない）なのだと思っている．変わった人（珍獣ともいう）と同居するのも刺激的だが楽ではない．
　私は夫の話を聞き流しつつも，いつしかその話に丸め込まれて，結局彼の思うように操られてしまう．これが実にしゃくなのだが，今回もすっかり乗せられてしまった．
　私は2冊の医学書を訳したが，彼が言いたかったのは「3冊翻訳しなさい」ということだったのである．「3冊翻訳すれば，これはシリーズと呼べるわけだよ．だから絶対3冊は頑張るべきなんだ．」それに対して素直に「はい」と答えるのは私の性分ではない．さらにいつでもお気楽に言ってのける夫に腹を立て，初めは反発していたが，悔しいことにだんだんその気になってきてしまった．実のところ，私にはかねてから非常に気にな

っていたもう一つの病気があったのである。それこそが「炎症性腸疾患（IBD）」であった。

　炎症性腸疾患（IBD）は読んで字のごとく，腸に炎症が起きる病気である。その原因については本書にも諸説挙げられているが，はっきりした原因はわかっていない。しかしどういう訳か寄生虫や感染症の多い発展途上国では比較的少なく，衛生状態が優れた西洋などの先進国などで多く見られる病気であり，近年この日本でも著しい増加傾向が見られるという。私は脊椎関節炎という病気の患者であり，自分の病気について詳しく知りたいという思いから最初の強直性脊椎炎の翻訳を始めた。2冊目は乾癬という皮膚疾患に関連して発症する乾癬性関節炎について訳した。つまり2冊とも「関節炎」という筋骨格系の疾患について扱ったものだった。では今回はなぜ「腸疾患」なのか。これにはちゃんとした理由がある。強直性脊椎炎，乾癬性関節炎はいずれも脊椎関節炎という疾患群に属する病気である。それ以外の脊椎関節炎には，関節以外の腸内感染などによって発症する反応性関節炎，仙腸関節炎の程度は強直性脊椎炎ほど重症ではないが，全身の靱帯、腱などの付着部に多発的に炎症が現れる未分化型脊椎関節炎，そして最後にクローン病，潰瘍性大腸炎に伴って発症する腸疾患合併関節炎（enteropathic arthritis）がある。つまり炎症性腸疾患にはクローン病や潰瘍性大腸炎などの腸疾患に伴って発症する関節炎という合併症が存在する。さらに最初に翻訳した強直性脊椎炎のカーン博士の本の中には「AS（強直性脊椎炎）患者の中には軽い胃腸の炎症が起きやすい。さらに少数例ではあるが，明らかなクローン病になる患者もいる。腸の炎症とASにはよく見られる連結が存在する」と書かれていた。「病気が発現する部位は脊椎だったり，皮膚だったり，腸だったりと異なるが，それらの病気の根には何かしらの共通点があるのかもしれない。いずれの病気も現在増加傾向にあり，遺伝的要因に加えて，人間が生み出した何らかの環境的変化が病気の増加傾向と関係があるのかもしれない」などと勝手に大胆な仮説（妄想）を立てて，私はこの翻訳に取り組んだ。

　今現在私たちが存在するのは，40億年という気の遠くなるような生命の営みによって育まれてきた結果である。私たちの遺伝子の中には数十億年もの間に培われてきた命の智恵が凝縮されているはずだ。それらの中に

はあらゆる感染などの敵を想定し，組み込まれてきたものもあるだろう．その敵が突如科学の力で姿を消した時，体はどのような反応を示すのだろうか．IBDという疾患の背景には，私の想像をかき立てる数多くの謎が満ちている．

　本書はイギリスとオーストラリアの医師によって執筆され，それらの謎の解明に果敢に挑戦しているものの，その原因の決定打については残念ながら示されていない．さらにイギリスの医療制度など，若干日本の医療制度の中では違和感を覚えるものもあるかもしれない．たとえばIBDナースなど，日本ではまだ導入されていない医療従事者の存在が大きな役割を担っているとある．IBDナースが日本に存在しない概念だからといって，それをすべて否定してしまうのではあまりにももったいない．海外でうまく機能している取り組みを参考にし，場合によっては今後制度を見直すなど，柔軟に取り入れていく姿勢も求められるかもしれない．2009年12月16日から18日にかけて，「医師ではない専門職が治療」という特集記事が朝日新聞に掲載された．そこには医師不足に悩む米国のさまざまな取り組みや工夫が記されていた．日本では医師以外の医療従事者が行う診療に対する不安感が根強く，慎重論が相次いできたが，医師不足，医師の過重労働などの一つの打開策として，日本でも特定看護師が導入される見通しがたった．したがってIBDナースがこの日本で活躍する日もそう遠くはないかもしれない．また，筆者も前書きで述べているが，エビデンスに基づいたとはいえ，かなり大胆な治療法についても加筆されている．それらが正しいか否かは，今後歴史が明らかにしてくれるだろう．さらにジョーク好きな筆者の，ややブラックに近い冗談の鮮度を落とさずに読者の皆さんに伝えて良いものか，はばかられた部分もあった．

　IBDは患者のQOLをいちじるしく減退させる非常に厳しい疾患である．誰でも消化器系の具合が悪い時は，大変不快で，疲労感や消耗感が強く非常に苦しい．IBDの人にはそのようなつらい厳しい症状が慢性的に持続するのだから，その苦痛は想像にあまりある．またIBDは学童期の子供や思春期の若者に発症する傾向があり，本人だけではなく，子供を支える家族にも多大な負担を与える．本書はおもに患者のために執筆された書籍であり，長い療養生活にあたって，時には患者に指針を提供したり，時には

勇気を与えたり，不安の解消として長い間IBDに苦しむ日本の患者さんの手元に置いていただける一冊となれば本当にうれしい。私はこの本の14章，「自分のために何ができるか」という章が好きだ。その中の「積極的に行こう」は慢性疾患に悩む自分にとっても励まされる内容であった。つらい病気があると，世の中のすべての悲劇を自分一人で背負ったように暗く落ち込む人がいる。しかしどんなに悩んでみても，どんなに嘆いてみても病気という客観的事実を容易に変えることはできないし，そのことで病状が悪化してしまうことさえある。「自分の人生を病気の思うままにさせない」，このフレーズは慢性疾患を抱える患者にとって実に重要な鍵を握っている。病気だからといって人生を諦める必要はない。病気があっても人生を楽しむことはできる。人生を謳歌することはできる。そうはいっても病気の活動期には心底打ちのめされてしまうこともあるだろう。そんな時，勝つ必要はないから，なにはともあれ病気に負けないことが大切だ。私はいつもそう思って生きている。IBDに苦しむ患者さん達もまたその家族の皆さんもどうか病気に負けることなく，さまざまな制限や苦難はあるにしても，人生を病気の思うままにさせないで，どうかプラス思考で頑張って欲しいと願う。

　最後に消化器内科という性質上，日常の診察，検査等，多忙を極める激務の中，この本の監修を引き受けてくださり，きめ細かな監修をして下さったNTT東日本札幌病院消化器内科，古川滋先生に心からの感謝を捧げたい。さらに私の翻訳をシリーズにして下さった新興医学出版社の皆様，いろいろな観点から有用なアドバイスをして下さった私の主治医，篠ノ井総合病院リウマチ膠原病センター長浦野房三先生に心からの感謝を捧げる。医師とは，'命'というこの上なく厳粛で神聖なものを扱う尊い職業である。このシリーズは患者の苦しみに寄り添い，医師の医師たる所以を知り抜いたそんな専門医の先生あってこその本である。
　そして慢性疾患に苦しむ患者の一人として，すべてのIBD患者の皆さんの未来に幸多からんことを心から祈る。

田島彰子

（原著者紹介）Louise Langmead
ロンドン大学付属病院に勤務　内科救急専門医　消化器内科医

Peter Irving
メルボルン(オーストラリア)　ボックスヒル病院研究員　モナシュ大学名誉講師　IBD および IBS に関する臨床と研究に従事　本書は IBD に関する 2 冊目の著書となる

（監修者紹介）古川 滋
平成 8 年　旭川医科大学を卒業し北海道大学医学部第三内科に入局
医学部学生時代に潰瘍性大腸炎を発病
平成 19 年より NTT 東日本札幌病院　消化器内科に勤務
消化器病学会, 消化器内視鏡学会, 大腸肛門病学会　専門医

（訳者紹介）田島 彰子
早稲田大学第一文学部仏文科卒
長野清泉女学院高等学校英語教師等を経て，現在夫と 4 人の子供と共に安曇野市に在住
三郷昆虫クラブに所属, 「the FACTS 強直性脊椎炎」「the FACTS 乾癬性関節炎」を翻訳

©2011　　　　　　　　　　　　　　　第 1 版発行　2011 年 3 月 28 日

(定価はカバーに表示してあります)

炎症性腸疾患

検印省略

監　修　　古　川　　　滋
訳　者　　田　島　彰　子
発行者　　服　部　治　夫
発行所　　株式会社 新興医学出版社
〒113-0033　東京都文京区本郷 6 丁目 26 番 8 号
電話　03 (3816) 2853　　FAX　03 (3816) 2895

印刷　株式会社 藤美社　　ISBN978-4-88002-814-9　　郵便振替　00120-8-191625

- 本書の複製権・上映権・譲渡権・公衆送信権 (送信可能化権を含む) は株式会社新興医学出版社が保有します。
- JCOPY 〈(社) 出版者著作権管理機構 委託出版物〉
本書の無断複写は著作権法上での例外を除き禁じられています。複写される場合は，そのつど事前に (社) 出版者著作権管理機構 (電話 03-3513-6969、FAX 03-3513-6979、e-mail : info@jcopy.or.jp) の許諾を得てください。